认识中医

附中医治养锦囊

曾培杰 ◎ 著

朗照清度　汤　前
唐婉瑜　杨　志 ◎ **整理**

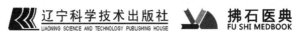

辽宁科学技术出版社
LIAONING SCIENCE AND TECHNOLOGY PUBLISHING HOUSE

拂石医典
FU SHI MEDBOOK

图书在版编目（CIP）数据

认识中医／曾培杰著. -- 沈阳：辽宁科学技术出版社，
2020.7
ISBN 978-7-5591-1604-8

Ⅰ. ①认… Ⅱ. ①曾… Ⅲ. ①中国医药学－普及读物
Ⅳ. ①R2-49

中国版本图书馆CIP数据核字（2020）第087619号

出版发行：辽宁科学技术出版社
　　　　　北京拂石医典图书有限公司
地　　址：北京海淀区车公庄西路华通大厦 B 座 15 层
联系电话：010-57262361/024-23284376
E－m a i l：fushimedbook@163.com
印 刷 者：河北环京美印刷有限公司
经 销 者：各地新华书店

幅面尺寸：145mm×210mm
字　　数：207 千字　　　　　印　　张：8
出版时间：2020 年 7 月第 1 版　　印刷时间：2020 年 7 月第 1 次印刷

责任编辑：李俊卿　　　　　　责任校对：梁晓洁
封面设计：潇　潇　　　　　　封面制作：潇　潇
版式设计：天地鹏博　　　　　责任印制：丁　艾

如有质量问题，请速与印务部联系　联系电话：010-57262361

定　　价：42.00 元

前　言

1. 中医是中华民族对世界人民的伟大贡献。正确认识中医，树立正确的人生观，不仅有助于初学者少走弯路，对误入歧途者重新走出，也至关重要。

2.《黄帝内经》千讲万讲，就讲"天人合一"。人就是人生、心态、自身；天就是宇宙、大自然，我们的生存环境。

3. 懂得使用身体，瘦弱会变雄强；不懂使用身体，强壮转病殃。

4.《黄帝内经》可以视为一部关于如何修炼内心，从而达到与大自然和谐共处的境界的书。它不是向外找手术刀，而是向内将气血疏导。

5. 中医养生的大纲大领是"饮食有节，起居有常，不妄作劳"。这样恬淡虚无，真气从之，精神内守，病安从来？

6. "慎风寒，节饮食，惜精神，戒嗔怒。"这保身四要出自《医学心悟》，价值远远高过中医八法！

7. "少荤多素，坚持徒步，劳逸适度，遇事不怒。"这十六字养生口诀，字字都是健康阶梯、苦海舟辑、祛愚慧灯。养生千经万论，全在这十六字中。

鉴于常人对中医一知半解，常与健康长寿失之交臂，我们中医普及学堂希望致力于普及原汁原味的传统中医，帮助人们树立对传统文化、中医国粹的正知正见，坚定中华民族的文化自信，使普通大众都能活出正气人生。

曾培杰

2020年5月

目 录

第一篇

最尊老师

1. 一部《黄帝内经》，把中医之术称为"岐黄之术"。为什么不叫"黄岐之术"？因为黄帝尊师，把老师放在前面。把老师看作第一大的，是学岐黄之术基本入门功夫。

2. 师者，所以传道授业解惑也！只教技术，工人农民也会。没有传道，不能称师！道，是走加首。"走"就是行动，"首"就是头脑、认知。知行合一，即知即行就是道。离开了这点，都不是真正的师父！

3. 师父的头要低得像稻谷，一旦认为自己高高在上，师父就贬值了。我慢高山，慧水不留。人一旦认为自己高明，傲慢一增长，衰相就露出来了。

4. 谦虚七窍通，傲慢盲又聋。一个老师教多少学生不重要，重要的是他有没有将"傲慢"这匹内心烈马驯服。

5. 中医里有坐堂医、走方医。仲景在堂上看病，孙思邈走四方疗疾苦。不是说谁住的富丽堂皇，谁就是大医生。而是谁的心中存放更多大众，谁就是大医生！

6. 现在，医者有学院派、民间派。不管什么派，只要能解除百姓疾苦，就是正派！只要能让大众破迷开悟，就是好老师！

7. 尊重老师，一部《中医基础理论》就可以让你学成大才！目无尊长，一个图书馆的古籍，都没办法让你成为人中龙凤。经典虽重要，尊师之心排第一！

8. 拳不离手，曲不离口。打拳汉都懂日练不辍，唱曲的也晓得练功不断！作为人天敬仰的尊师，他应该把讲学著作看作家常便饭一样。这样，就能受世人敬仰！

9. 对待师父的态度要平等。叶天士，师从十七师，你从他嘴中听不出半句此师长、彼师短的抱怨。心平如水，静水照大千！敬师无分别！明白了，自己烦恼就少，大众亲和力也高！

10. 老师，你可能拜他一时，而经典、书籍，你却可以终生以之为师！要记住，自古名流皆从师，从来伟人爱读书！书籍、经典，就是千古圣贤导师的心血智慧结晶！

第二篇

什么是真弟子

1. 学医者常认为名师难拜，不如说是诚意不够。朱丹溪在罗门站立三个月，虽大风雨不易，感动师父。成为金元四大家之一。他也是半路学医，成就却一点都不低。

2. 现在人一听学医要五年十年，吓一跳！当时玄奘法师，在印度一求学就是十七年，最后辩才无碍，没有人能问得倒他，成功将佛经带回国家。可见，真学到顶尖，花几十年也不长。

3. 程门立雪，为了请教老师答疑解惑，看到老师在休息，不敢敲门打搅，任雪花飘落，覆盖双脚，照样恭立在师门一动不动。如果不是雪花盖顶铺脚，怎么能学到东西呢？

4. 现在人叫一声"老师"，就是学生。以前五体投地叩拜，方称弟子。有个词语，叫"拜师学艺"。弟子没有拜服，艺是学不到身体来的。

5. 至诚礼敬师尊，常不是师尊需要，是弟子自身的需要。下人不深，不得其真。日本改革的高手，来中国把阳明学问"知行合一"学过去，用的是一句话："一生俯首拜阳明！"看好了，是一生，不是一次。敬师不是一阵子的，是一辈子的！

6. 以前有个大将军，他很重视弟子教育，请教书先生到家里教学，书房贴着两行字："不敬师尊天诛地灭"，这样弟子没有一个敢懈怠的；"误人子弟男盗女娼"，这样师长没有哪个不拼命教的。

7. 以前的王公将相看到老师来了，赶紧要把老师请到上座。敬师为有智！敬师不单是说明师父很厉害，还说明你很有德行。

8. "再穷不过讨饭，不死终会出头！"一个士君子、学者要有这般节气。无恒产而有恒心者，唯士为能。

9. 范仲淹做学生时，住在庙里，青菜稀粥，煮一餐分两顿吃，裹腹而已。同学看不下去，就用丰富的佳肴礼请，范仲淹却拒绝了，说："不是我不爱吃这佳肴，我怕吃了就不甘于这清苦日子了！"结果成为一代名相。一个学子，他一旦有远大志向，就能对抗"财色名食睡"的诱惑。

10. 穷已彻苦，纵有一分生机，饿死不如读死。学未惬意，仍需百般努力，文通即是运通！这是学子真修实干的写照。任何底层奋斗的人群，有这气概，就会像火箭冲天那样，富有强大向上动力！

第三篇

如何自救

面对现代人类日益严重的健康危机，需要回归到我们伟大的中医药文化宝库中去寻找出路！

1.《黄帝内经》讲："上古之人，春秋皆度百岁，而动作不衰。"过了一百岁，不仅生活能自理，还行动自如，这就是生命的奇迹！

2. 如何做到轻身耐老延年，百岁不衰呢？《黄帝内经》讲"德全不危"四个字。道德全面，就不会有危险。救人要在道德上救，养生少不了德行上养。德危不全啊！

3. 有一个人，他年轻时弱不禁风，为了治病倾家荡产。最后却靠学中医修道，不单活到一百多岁，颜若童子，连皇帝都羡慕不已，要拜他为国师。他却宁愿隐居在太白山上写《千金要方》，最后还成为千古药王。他就是孙思邈！这是靠学医修道保全寿命，圆满人生最有力量的一个例子！

4. 孙思邈说："德行不充，纵服玉液金丹未能延寿。""道德日全，不祈善而有福，不求寿而自延。"而这些古往今来的大寿星，没有不是从淳德全道中修出来的。

5. 少年戒之在色，中年戒之在斗，老年戒之在得。这是最容易堕落的人生三大坑！只要不掉下去，就不用请人来救了。

6. 上等的自救，是未病先防。怎么防呢？心上有刃，君子以百忍成德；川下有水，小人以忿怒灭身。

7. 好习惯的好处像春园里的草，刚开始看不到它增高，久而久之，就知道身体越来越好。恶习惯像磨刀石头，起初磨，看不到亏多少，久而久之，身体就劳损坏了。

8.《黄庭经》讲："日月之华救老残"。阳光能让你延缓衰老。有人晒了一次，就说怎么没效？呵护身体，不是一次两次就可以的。一个没有长远修炼自救心的人，自己是很难掌控命运的。

9. 大自然下雨，雨后清新。人会发汗，汗出一身轻。一天一身汗，病痛靠边站；半月不出汗，开始找药罐。

第四篇

长寿十条（附：十叟长寿歌）

1. 不沉迷烟酒。没有哪个人碰上烟酒不是越陷越深的。人常不是毁于烟酒，而是毁于自制力。烟熏肺，酒伐肝。

2. 饭后百步走。人体动摇则血脉流通，谷气得消，百病难生。腿脚生风，气血流通。

3. 习劳勤动手。陆游是诗人中的寿星，他跟其他诗人最大不同是，写完诗后他还亲自习劳，并且保持童心，跟孩子打成一片。人问他如何至高寿？他作诗曰："整书拂几当闲嬉，时取曾孙竹马骑。故故小劳君会否？户枢流水即吾师。"

4. 安步当车久。虚云老和尚世寿一百二十。数十里路，一天能走完，他绝不轻易劳驾车马。安详地走路，乃上乘养生功夫！走为百练之母，心浮气躁地走，叫赶路，就没有安步养生的效果。《弟子规》的"步从容"，就是大养生，养生从儿时就开始了。

5. 清气通窗牖。窗户是采阳、采清气的地方。清阳不通，人多病痛。人的呼吸系统疾病，大多是大自然清新空气接纳少了。

6. 沐日令颜黝。沐浴在阳光下，令人皮肤发黑，叫美黑，黑得亮泽是身体强壮的特征。

7. 太极朝朝走。晨起打段太极拳或练习八段锦、六字诀，是朝朝走，不是一天练。导引吐纳，百病不生。坚持不懈，久久见功。

8. 早起宜早休。早起能除懒气湿气，早休可以养肾气肝气。古人日出而作，乃健脾胃也；日落而息，乃养肝肾也。

9. 淡泊甘蔬糗。若要身体安，淡食胜灵丹。人能甘得住淡泊粗粮，就能排得出身体的病气湿阻。这叫"淡味入腹通筋骨"。甘得住淡泊，能将筋骨的毒素排出。

10. 坦坦无忧愁。不管调查哪里的长寿老人，都有一个共同特点，就是乐观积极开朗。人问邓爷爷："为何你三起三落还没倒下？"邓爷爷说："我是乐观派！"喜乐的心是延寿灵丹，忧愁的神能让身心坏散。

附：十叟长寿歌

昔有行路人，海滨逢十叟，

年皆百余岁，精神加倍有。

诚心前拜求，何以得高寿？

一叟捻须曰：我不湎旨酒；

二叟笑莞尔：饭后百步走；

三叟整衣袖：服劳自动手；

四叟柱木杖：安步当车久；

五叟摩巨鼻：清气通窗牖；

六叟抚赤颊：沐日令颜黝；

七叟稳回旋：太极朝朝走；

八叟理短鬓：早起亦早休；

九叟颔首频：淡泊甘蔬糗；

十叟轩双眉：坦坦无忧愁。

善哉十叟词，妙诀一一剖；

若能遵以行，定卜登上寿。

第五篇

养生要趁早

1. 老来疾病都是壮时招的，衰后烂摊子都是盛时造的。

2. 年轻不养生，年老养医生。

3. 生病起于过用。透支过用身体换来的钱财常常是医药费，并不值得庆幸。

4. 生病前面，一定有坏的行为习惯；坏的行为习惯前面，一定有不正的念想。在不正的念想出来的瞬间，还没形成行为习惯前就下手除掉，就叫养生要趁早！而不仅仅指少年要养生。

5. 端正一种习惯，就等于去除一种疾病。改变一种心念，就等于改换一种身体。人不正的念想，才是身体疾病的萌芽开始。拔草要趁早，养生不能迟！

6. 早睡早起，没病惹你。善养生者，早上见太阳不会迟到，晚上见周公也不会迟到。这叫养生要趁早！

7. 清晨之气最佳，旭日东升最美，闻鸡起舞是最好的习惯。

8. 与其病痛方服药，不如病前先预防。

9. 三岁看大，七岁看老。幼时的习惯，往往影响大时的身体；少壮时的思维，常常决定老大时的命运。

10. 过了生长的黄金期间再锻炼，常常是无效锻炼。发育阶段的打球习武，劳其筋骨，这些少年之苦，常常是老来之福。

第五篇

养生要趁早

第六篇

学医干什么

1. 入一个行业，一般要先发誓愿，又叫宣誓。学医的誓愿，在《大医精诚》上面。"誓愿普救天下含灵之苦。"刚开始这初发心，原点对了，学医就入了正道。

2. 为什么学医？张仲景《伤寒论》讲："上以疗君亲之疾，下以救贫贱之厄，中以保身长全，以养其年。"

3. 学医要谋道不谋食，要志于道，不能志于谷。志于谷叫俗。

4. 急中生智，瞎着急生不了智。急迫想要让患者出离病苦，就像下雨救衣服，冒乌烟救火，那样急切急迫的时候，学医就容易有成就。

5. 功夫家讲："上场好像火烧身。"医家讲："救人如同拯危救溺，何暇整容束发？"全力以赴去救人救物时，迸发的潜能最足，常常超乎你想象。

6. 在中国历史上，成就巨大的名医，有一个共同的特点：救护病人就像救护自己亲人那样迫切。《大医精诚》叫皆如至亲之想。这叫无分别之大平等心！此心不退，必筑辉煌！

7. 初心不退，成佛有余。不忘初心，方得始终。每当碰到人生巨大困惑抉择时，你只要想想学医的初发心，问题马上迎刃而解，疑团很快瓦解冰消！

8. 纵使身止诸苦中，如是愿心永不退。有些人越苦越烦恼、越悲观，自己都没有生机，如何做医生？有些人越苦，越能体谅病人之苦，越迫切要帮他们离苦，这样的人，不论他才智如何，年龄大小，都是学医的上乘资质！

9. 普通人学医的动力是名利，非凡人学医的动力是愿力。

10. 愿立则病人能救，心发则医业方成！

第七篇

正信中医

1. 路边的杂草，你以为它没用，不相信它能治病，你就会弃之如蔽履。不会去研究，就得不到它的利益，便与它的强大疗效失之交臂。所以，学好草药，先要对草药有正信。

2. 山上无闲草，满眼皆良药。

3. 富人吃药，穷人泡脚。点点按按，病去一半。饭后百步走，睡前一盆汤。你真相信，它能疗伤愈病，你才会去做，会去坚持。最后，才会得利益。

4. 普及中医有没有达到效果，就看民众对中医有没有信心。信心是水，疗效为舟，水涨则船高。

5. 现在，自学中医的人很多，他们自称中医爱好者。其实，真正爱好中医，绝不是讨论中医，而是行证中医。古人讲的，即知即行。

6. 有人说他读了好几遍《黄帝内经》都没什么用，病还是病，因此对中医失去信心。其实，他根本没有信过中医！真信过中医，《黄帝内经》讲饮食有节，他绝不暴饮暴食；讲起居有常，他绝不熬夜内耗；讲不妄作劳，他绝不跟人较劲拧巴，劳神苦思。

7. 现在假信中医的人多，正信中医的人少。如果你读《黄帝内经》前，下馆子、吃零食、沉迷手机，读完后还是这样。跟你讲，《黄帝内经》等于没读。你是在假读，不是真读！你读的仅仅是文字，而不是智慧！

8. 真信中医的人，会像士兵信将军，弟子信师父，员工信领导。一旦令行禁止，就会不可思议得功效。

9. 中医普及，最大的障碍是依教奉行的人少了。结果，都变成知识普及，而非行动力普及。

10. 人有了正信，就会信受奉行。有正信心，就会真干。真干就真能出效果。所以，中医，绝不会受损于西方医学手中，它只会失效于那些没真信真行的学医者身上！

第八篇

清静学医

1. 什么叫清静？清心寡欲，静定发慧。学医的心，真清静下来，所学到的东西让你感到不可思议。

2. 学医要有石上坐三年的志气，要有三年不窥园的定力，要有"板凳要坐十年冷，文章不写半句空"的魄力！

3. 世人多爱金，我爱刹那静；金多乱人心，静显真智慧！

4. 边学医，边寻思怎么去赚钱。清静心一遭破坏，医学路上的飞速进步就停了。

5. 静在心，不在境。闭门即是深山，无求随处净土。贪财、贪名、贪食，这些贪念都是清静心的搅扰棒。贪欲纵如芝麻许，会引痛苦无边际。

6. 人真清静了，才能帮到别人。不清静，不单帮不了人，自己还是泥菩萨过江。

7. 自静其心延寿命，无求于物长精神。学医凭清静登堂入室，养生赖清静得其要旨。

8. 真人之心若珠在渊，常人之心若瓢在水。《内经》曰：静则神藏燥则消亡。失去清静心叫俗人，得到清静心叫高人！

9. 须臾离清静之心，刹那入烦恼苦海。失去清静，就等于失去了学医最大的根据地。有了清静心，中医的发展和医子的前途未来，绝对是霞光万丈，而不是灰蒙蒙一片。

10. 《大学》讲的是如何把学问走向大气，方法次第是：止、定、静、安、虑而后有得。你的知识智慧所得，建立在静定上才是牢固大气的。

第九篇

不缺钱财

1. 古代有两个神圣行业不会商业化。第一个是私塾，启蒙智慧的；第二个是医药，救人生命的。两样都无价，不会商业化。

2. 人生有两样东西最为宝贵，一个是生命，一个是智慧。这两样东西用钱财没法衡量，只能用"无价之宝"四个字来形容。

3. 回到乡村山里，不明码标价的义诊，所有人都疑惑说："没有收入，不收钱，怎么生活？"你看，张仲景坐堂，他没说一个病人收多少钱；孙思邈走四方，路见病痛随手治之，也不要价。你如果明码标价去求财，赚不到钱的。真修实干的成才了，最后不缺钱，财源滚滚来。

4. 医者，易也，不知易，不足以为大医。真信中医要相信《易经》。《易经》讲："积善之家必有余庆。"不断地累积善行，前途怎么可能不光明？

5. 钱财不是赚来的，是你成才以后，像水归大海，自动吸引来的。所以，成才比求财更重要！成才不缺钱，缺钱不成才！

6. 为什么庸医多过良医？凡是人，类不齐，流俗众，仁者稀。因为他们心中装的是财，而不是才。钱财是最好的手下，却是最差的主人。

7. 有钱就积极，没钱就丧气。这样患得患失，不单学不成医，都会沦为患者。

8. 义利相兼，以义为先。古中医道统就是这样。患者没给钱不讨，给多少不较。因为古中医都知道，计较是贫穷的开始，贪财乃灾难的源头。为自己享乐考虑时，就是痛苦的开始。贪欲纵如芝麻许，意引痛苦无边际。

9. 有个成语叫"心想事成"。有人抱怨说："怎么我想不成？"因为你想的不是善念。人有善愿，天必佑之。真的是善愿，动个念头，常常就圆满成就了。

10. 人可以从一穷二白，到一无所缺，完成这个飞跃，靠的不是钱，而是智慧。所以，处境不顺非缺钱，能动能转乃智慧。

第十篇

气

1. 气，又叫元气、真气、原气。是人体所有生命活动的原动力。万病不治，必求到气中乃可治。

2. 正气足，百病除；正气虚，万邪欺。是故，气少则病，气尽则亡。气足则健康，气旺则命长。

3.《黄帝内经》讲："正气存内，邪不可干。邪之所凑，其气必虚。"是故，百病皆生于气虚。无虚不作病。

4. 气有五大作用，一曰推动，二曰温煦，三曰防御，四曰固摄，五曰气化。

5. 懂得以气来论医，就相当于撒网抓住网眼，射箭扣下扳机。

6. "五气入鼻，藏于心肺，上使五色修明，音声能彰。"《黄帝内经》这简单的一句话，把养气、美容、明目、补气开喉轮，让人荣光焕发、音声洪亮的道理都讲透了。那就是扩增心肺的吞吐量，气量必须大！那么，炯炯有神的眼睛和虎豹雷音自然修成！

7. 气的运动叫气机。气机千姿百态，总的不过"升降出入"四种形式。气能升，人就精神；气能降，人就轻松；气能出，人就开心；气能入，人就平静。治病无非让人精神轻松，开心平静。

8. 百病皆生于气。气机条畅，百病不生；气机逆乱，通体不安。故调气当为百病之先。

9. 自古神仙长寿法，惜精保气与全神。保气就是保命。林则徐《十无益歌》上讲到："不惜元气，服药无益。"可见，药非元气，运转不起。

10. 自行车轮胎气饱满，拖一两百斤，轻而易举。轮胎气瘪，拉一二十斤，都寸步难行，还会伤车。所以，气足者，不怕任务重，困难大。气虚者，禁不起打压。拈轻怕重，乃气虚；举重若轻，是气足。

第十一篇

读　经

1. 读是读诵、口读，经是经典、精髓、智慧。世间好语书说尽，天下智慧经典存。故，经典书籍一日不可离。须臾离经典书籍，刹那入烦恼境地。即古人讲的"三日不读书，则面目可憎，言语乏味"。

2. 读经三要诀：一要音声洪亮，二要吐字清晰，三要缓和从容。音声洪亮的人有魄力，吐字清晰的人有定力，缓和从容的人有耐力。三力同时用到读经上，智慧的花朵就开放。众人读经得不到大利益，无非是这读经三要诀丢了。

3. 心开意解自读经中来，平步青云自读经中来。读经能够治抑郁，读经可以医烦恼。善根、福德、心态好的人，都喜欢读经。同时，读经能长养人善根、福德、好心态。亲近古圣先贤，最好的方法就是读经。

4. 经者，精也。读经贵精，而不贵多。同时，要精神足够，方可读经典文章。历来古代圣与贤，都在专精上用功。一经不通，绝不轻易读下一部。人之所以聪明反被聪明误，往往想贪多、读杂，最后反而输给一根筋专读的老实人。

5. 执于一，万事毕。《道德经》讲："少则得，多则惑。"这是古往今来，祖祖相传的读经方法——专精一门，持之以恒。专精一门，是修定；持之以恒，就是从定中开慧。专精一门，是将火力集中到一处；持之以恒，就是熏蒸日久，必定智慧熟，可出锅。

6. 善于读经者，不论《黄帝内经》《难经》《神农本草经》，皆能欢喜读诵。不看你一天读多少部经，而看你一部经读多少遍。俗话讲："拳练百遍，活灵活现；书读千遍，其义自见。"不怕你读过一万卷书，就怕你将一卷书读一万遍，像孔夫子韦编三绝读《易经》那样，把一部经书的牛皮绳都翻断了。

7. 读经要经历两关：第一关是不求甚解，先读熟再说，熟能生巧。第二关是随文入观，随着经典文字，来观想对治自己不良习气。比如《黄帝内经》讲："生病起于过用。"——我有没有经常透支身子？又讲："圣人避风，如避矢石焉。"——我有没有躺在风口睡觉？又讲："膏粱之变，足生大疔。"——我有没有纵口腹之欲，不顾身体，让它长包长疮呢？

8. 读经是"仁智勇"三达德一次完成的最美行为，是心智、魄力快速飞跃的最佳途径，是人生在世最高的意悦享受，是脑子在进食文化盛宴，是心灵在享用饕餮大餐。

9. 心存慈悲，读经要读以致用，经世济民，这是读经修仁。遇到生僻字、难懂晦涩字、难解微妙义，展开眉头，大声唱颂，这是读经修勇。经典本身是千古圣贤智慧所聚，读后直接吸收嫁接过来，使自己言行举止跟经典相应，这就是读经修智。读经能否得到无边大利益，获得不可思议大收获，全在于有没有用这种仁智勇读经修法。

10. 读经最忌心浮气躁和心高气傲，心浮气躁就像赶时间、赶功课、赶路一样，沿途美景你根本欣赏不到，这叫低效或无效读经法。心高气傲，慧水不入。所谓"谦虚七窍通，傲慢盲又聋"。傲慢的人，容易沦为文盲和智障、痴呆、脑萎缩、提前退化。而心平气和去读经，都有变化气质、转愚成智改变命运的作用。

第十二篇

风 邪

1. 伤于风者，上先受之。伤风感冒，总先出现鼻塞流涕，头晕目眩。用点辛散的风药，如荆芥、防风各5~10克泡茶，就能祛散风气，令人头目清爽，七窍灵通。

2. 风性善行而数变。关节走来走去疼痛的，多数跟风邪有关。像羌活、独活，就是祛风药的悍将，能够祛周身百节之痛，除肌表八风之邪。用羌活、独活打成粉，以水酒各半送服，能轻松减轻或祛除游走性关节痛。

3. 皮肤风疹瘙痒，发无定处，像风一样变幻莫测。常常用活血药就能治好，比如荆防四物汤。这叫"治风先治血，血行风自灭"。

4. 健康铁规律：坐卧不当风，走路要挺胸。卧在风口处，醒来后关节僵硬、拘紧，服用一剂葛根汤，汗出一身轻。

5. 常有神经紧张性头痛，时而前头痛，小柴胡汤加白芷；时而偏头痛，小柴胡汤加防风；时而后头疼，小柴胡汤加羌活；若是头部被打伤，刮风下雨疼痛难耐，小柴胡汤加川芎20克。

6. 小孩子老是容易反反复复伤风感冒，风邪长驱直入，进到人体，好比家里房子出现漏洞，你不堵住，风就会攻进来。用玉屏风散可巩固脾胃体质的漏洞，生姜茶送服，加强人体体表邪风能力。这汤方的创造，具有划时代意义，是培土治风的先河。

7. 老年人中风后遗症，重用黄芪大补元气。重用黄芪能补肾气，纵观大地万物，肾气足，根牢固，风就摇它不倒。

8. 大风先倒无根树，伤寒偏死下虚人。但面对疾病，很难有思路时，不妨"近取诸身，远取诸物"。看到根底疏浅的树先被刮倒，就知道四君子配合肾气丸，一个培土，一个固根，两者具备有抗风倒能力。是预防中风的绝妙组合！

9. 你觉得闷热了，要么打开扇风扇，要么打开窗，人就清凉。所以烦躁之人，泡一些薄荷、紫苏、金不换、黄荆子茶，无疑就是给炎热的身体送去丝丝清风。

10. 风为百病之长，这句话给我们超大的启发，擒贼先擒王，射人先射马。只要善用风药，防风祛风，各种邪气都会减轻。

第十三篇

寒

1. 寒主痛。一老人手关节痛三年不好，都是出汗后洗冷水造成的。一经点破，汗水不干，冷水不沾。一周不洗凉水，手关节就不痛了。可见，远寒凉，就能去痹痛。

2. 寒性凝滞。受寒后，血脉收缩，经络不通，滞塞疼痛。故，治疗痛症，都需要远伤寒。正如《内经》云："痛者，寒气多也，有寒故痛也。"

3. 人走路，步态迟迟，叫老寒腿。人举手屈伸不利，举不起，叫冰冻肩。寒气会让人反应迟钝，记忆减退。而桂枝汤就是治疗伤寒第一方！通脉第一方！强心第一方！心强脉通则生龙活虎，心弱脉痹则死气沉沉。冰冻肩，老寒腿，桂枝汤都能治。

4. 包块没有不因受寒而起的，温阳气化就能去包块。像桂枝茯苓丸能去妇人包块，它是解冻破冰之方。包块一冻就大，一温就化。

5. 寒则僵硬，温则柔软。关节僵硬，屈伸不利，受寒也。

大丈夫能屈能伸，骨正筋柔，乃阳气饱满的体现。桂枝汤不单为伤寒感冒而立，更为人筋骨脏腑僵硬而设。

6. 伤寒主要从哪些方面来？一、淋雨涉水；二、汗出当风；三、形寒饮冷(即吹空调，饮冻水)；四、心灰意冷；五、冷言冷语。众人防伤寒最多只防到前面三条，不知道后面两条伤人最重。

7. 人一落在水里惊慌，虽被救起来，仍然心有余悸，骨头痹痛。可人在泼水节或冲浪、坐漂流，从头淋到脚，湿了大半天，一点事都没有。可见，人恐惧了，水淋一下，就伤寒入骨。人积极、乐观、开心了，水淋一天，若无其事。如果医者没有在心念上驱逐负情绪，则没有真正得到医中之秘。

8. 寒从脚下生，伴随着腿脚僵硬、迟钝、发凉，生命就会质量下降。这时，赤脚在晒热地板上徒步，脚皮增厚一分，身体就增强一分。想要寒气少，赤脚满地跑。想要抗衰老，光脚满地跑。

9. 孩子生出来时，筋骨柔软，纯阳之体。死的时候，身体僵硬。可见，人衰老就伴随着阳气减少，寒气增多。想要延缓衰老，就有一招，天天晒太阳。《黄庭经》叫作"日月之华救老残"。阳气足，阳寿就会随之延长。

10. 一息阳气一息命，一息寒气一息病。故，少吃荤，多吃素，阳光底下长散步，身心清净了，寿命比彭祖。

第十四篇

学子的品质

1. 求贤若渴，是领袖的风采；见贤思齐，乃学子的品质。

2. 看到有本事的人，不向他看齐，进步就停止了。看到好的书籍，比如《内经》《伤寒》，没有大热情去学，进步都有限。看到名文绝句，没有大努力去记诵，上进都是空话。

3. 德往上比，欲往下比。用现代的话就是工作要跟最高的榜样比，生活要跟贫下中农比。大科学家、大文豪、大艺术家，凡留名千古者，没有不从此句话出。

4. 看不到自己过失的学子，不是真学子。见不到他人亮点的学子，也不是真学子。

5. 若是真学习，他人骂我、责备我，我都领受。要有夫子有则改之，无则加勉的胸怀气度。这样，方能学到真东西。

6. 开卷有益。自古学子爱看书，从来智者尚文化。

7. 大学者，都有这样的大品质——学而不厌，诲人不倦，常常一学习就忘了时间。如果没学到如痴如醉，欲罢不能。这学问还有待提高。

8. 学问非浅尝者能涉猎，功夫不是浮躁者可修得（出自《医学心悟》）。

9. 所谓苦读书籍，如果真苦，怎么可能一辈子坚持不懈？真学习，是学而时习之，不亦乐乎！有没有学到乐处，可以看出他学习有没有进入状态。

10. 书痴者，文必工；艺痴者，技必良。世间没有哪个有学问的人不是痴迷进去，才出人头地的。

第十五篇

听 讲

1. 学子的智慧，来源于听老师讲课，天天听讲学、做笔记，听课两三年，就有一番小成就。

2. 听讲不笔录，进步不快速。把听讲跟笔录结合，所听就深刻，能记住。

3. 人心定不下来的时候，两件事能定：一是看书听讲，这叫静入定；二是习武习劳，这叫动中求定。

4. 郝万山老师讲《伤寒论》的碟，你听一遍两遍了，只是知道。听个十遍八遍的，才能真正用到。知识停留在知道层次上，叫知识。一旦用到了，学以致用，经世济民，就叫智慧。

5. 每次听讲都有小感悟，积水成渊，集腋成裘。小悟积累多了，就有大悟、彻悟。

6. 像中医精品课程，为什么听过了还不会用、信心不足？因为你的心没定下来，定生慧。定不下来，心乱如麻，就没有智慧。知识像水过鸭背，进不来。

7. 如何修学听讲的定力？古人讲："洗心易行。"把心灵杂念洗掉，把言行恶习换掉。一旦做到心无杂念，听一月胜过杂念缠身听一年。

8. 听讲的秘密不是听一次，而是反复听。温故而知新，每听一次，有新的见地、想法。持之以恒，大功告成。

9. 凡是听讲，必须付出全部精力。在讲学上面，不可见异思迁，听这碟想那碟，听这老师思那老师，坐这山望那山高。人而无恒，终将一无所成。

10. 为什么定不下来听讲？因为你对这听讲法门还不自信。真善听讲者，行住坐卧，穿衣吃饭，都在用功，把MP3、播放机，像孔夫子带《易经》一样，片刻不离身。这样一心不乱，功夫成片，没有不成的。

第十六篇

做笔记

1. 求智慧的方法五花八门，总的不离这句："好记性不如烂笔头。"

2. 古人读书成就大。他们条件差，没钱买书，书籍也少，一本借过来，焚膏续晷拼命抄，反而得到大智慧。现在学子，很少尊崇古老传统——抄录法门。反而坐拥好书，难得实慧。

3. 没钱没书，有心了，条件差，也能成就。有钱有书，没心了，条件好，也无法成就。成就全看心地功夫。

4. 抄到心无杂念，叫修戒；抄到一字不错，一句不漏，叫修定；抄的时候句句入心，智慧灌顶，叫修慧。善抄书籍的，绝不是抄死书，而是在抄经过程中，"戒定慧""三无漏学"一次性圆满。

5. 欲得活学问，须下死功夫。古代王羲之，要站在水缸、墨缸边练字，练废的笔垒得像坟墓那么高，盖了个笔冢。现在的学子，如果你都没写掉几箩筐的笔，下这等死功夫，怎么可能把真学问、上等学问练出来呢？

6. 心灵手巧，反过来手巧心灵。握笔抄书，能抄到既端庄又有速度，既工整又大气，这心窍就开了。

7. 抄书能把所有注意力专注到笔尖上，稍微走神就会抄错，是训练定力的极佳方法。一旦凭借抄书得定以后，智慧就会像无尽的长江之水，滚滚到来。

8. 大智若愚，大巧若拙。抄书好像笨笨的、拙拙的，像愚公移山，乌龟爬行。但因为锲而不舍，反而笨笨拙拙的先开窍，愚愚鲁鲁的先成就，这叫笨鸟先飞法。

9. 抄一遍常胜于读数十遍。读常是皮肉在动，而抄常是刻骨铭心。古代学子不听话，罚他抄书，这不是简单处罚，这是在罚你进步。越欢喜地去抄，进步越大。

10. 抄书时，指尖朝下，笔力灌于纸上，乃是心肾相交，降气之法。抄得越多，心气越平和。正如古人讲，心因为抄书收敛而静，气因为抄书收敛而细。这样，对字有益，对你心性功夫更有益，对身体的好处更是不可思议。

第十七篇

精　进

1. 钻木能取到火，是精进的结果。断断续续，热热凉凉，钻百年都见不到火苗。故曰："成果皆从精进得。"

2. 学医学不成功，只有一个原因，半途中断。就像煮水煮不沸，不外乎是中途停火了。故，功夫家有言："一日不练，十日空。"一天偷懒偷闲，十天都难以恢复正常。

3. 一勤一切勤，一懒一切懒。修学如撑水上舟，暂歇竿时便下游。若不努力勤精进，何时能够到滩头？

4. 精进一词，精是因，进是果。精气饱满，进步才飞速。那些有一日千里进步的，没有一个不是擅长养精蓄锐的。故曰："进步绝不属于精疲力尽者。"

5. 七十二艺日日练，春夏秋冬不休闲。每日练习数百遍，精进终成真圣贤。

6. 古人用功，叫焚膏续晷，锲而不舍。连梦中都在做他的事业。所以，很快成就。学医不看你学得早晚，拜师父得高下，而看你有没有拿出大英勇精进的面貌。

7. 精进还有一重解释，精是精专、精一、精纯，就是一心在这门学问上，其他的统统不理，叫一门精进。如果样样都想学，反而失去了水滴石穿、精专一处的效果。

8. 百种弊病皆生于懒，用精进来对治懒散。精进者事半功倍，懒散者事倍功半。越精进反而越轻松，越懒惰反而越困苦。

9. 精进是断除烦恼纠结的一把利刃，每天用于勤学思维上的时间都不够，怎么会去烦恼妄想，谈事道非呢？

10. 真精进的表现，干事需用十分力，闲谈并无三分钟。

第十八篇

阴 阳

1.《内经》："阴阳者，天地之道也，万物之纲纪，变化之父母，生杀之本始，神明之府也。"

2. 阳者，向上向外，温热明亮，相对运动的；阴者，向下向内，寒凉暗淡，相对静止的。它们像白天黑夜，相互对立，又相互转化。

3. 阴阳是对立制约的。阳躁散乱的人，用滋阴药涵养他；阴静昏沉的人，用扶阳药鼓动他。故《类经》曰："动极者，镇之以阴；阴亢者，胜之以阳。"

4. 人的病最常见的不外乎是阳躁散乱或阴静昏沉，调和阴阳病自消。

5. 阴阳互根互用。拿油灯而言，点足阴油，阳火会烧更久。这叫善补阳者，必于阴中求阳，阳得阴助则生化无穷。又比如，春阳融雪，流水不竭。这叫善补阴者，必于阳中求阴，阴得阳生则泉源不竭。

6. 阴阳是相互转化的。寒来暑往，日生日落。黎明虽然黑暗，阳光总会出现；日照虽然光明，夕阳落日终会降临。用阴阳观念来看万物，就能心平如水。真通明阴阳道理者，绝不会被现象兴衰所迷惑。

7. 阴阳是消长平衡的，就像太极黑中有白，白中有黑。这说明，当你处在灰暗状态时，要看到白色的阳光跟希望；当你在得意成功时，要防止得意之时便生失意之悲。

8. 通达阴阳的人，他会有这份心态：不以物喜，不以己悲。花开花谢，时去时来。福方慰眼，祸已成胎。得何足慕，失何足哀。得时在彼，任凭天裁。

9. 阴阳之理妙难通，二至还归一九乡（出自古典数理《易》理也！形容阴阳相互转换），若人识得阴阳理，天地都来一掌中。

10. 阴阳总是对立制约，又相互统一的。比如，上与下，左与右，寒与热，水与火，天与地，昼与夜，动与静，明与暗，出与入，升与降。阴阳还可以这样分：得与失，小与大，长与短，生与死，利与害，正与邪，善与恶，急与缓。掌握这对立法，讲起中医，普及阴阳，必定胸有成竹！

第十九篇

长　寿

1. 观世间长寿之人有三种：一是心性慈良，二是积极乐观，三是心无挂碍。向这三条沾边，就等于沾了长寿气，服了续命丹。

2. 没有一个长寿者是懒汉。

3. 不懂得息事宁人的人命不长。

4. 寿夭休论命，全凭你修心。心平气和，可使寿年绵长；心浮气躁，不是贫贱必早夭。

5.《菜根谭》曰："人生祸区福境，皆念想造成。"念头要单纯，想法要正能量，就有福气。胡思乱想，思虑过度，就会生病。这叫思伤脾，脾伤则人无抵抗力。

6. 自静其心延寿命，无求于物长精神。

7. 一般长寿者、健康者，不会轻易去求人。谚语讲："世间有二难：登天难，求人难。"求人如吞三尺剑。上山擒虎易，开口求人难。求人气短，老是做气短的事，人命数怎可绵长?

8. 寿夭观脚踵，脚踵就是脚后跟。脚跟走路没力、轻浮、不稳重，或拖泥带水，皆是生命质量下降的表现。

9. 若人向老，下元先亏。一个人老化的表现，就是下半身没力了。自古以来，长寿老人都喜欢走路。走为百练之母。腿脚生风，气血流通。

10. 寿命又叫阳寿。阳气足则寿，阳气虚则弱。《黄庭》：日月之华救老残。长寿老人大都爱晒背，爱太阳，爱天灸，爱喝温和、温暖的水，爱讲温馨、暖人的话，爱做阳光公益的事。

第二十篇

五行相生

1. 五行相生的次序是：木生火，火生土，土生金，金生水，水生木。相生关系就像一个圆环，哪个链子弱了，左右上下，修修补补，让它相生顺气圆满，病痛就消去。

2. 肝木容易愤怒、着急、干燥，就用滋水涵木法。像金银花、制首乌、白芍，制成首乌延寿丹。能滋肾、养肝、清火，对于肝肾阴虚、肝阳上亢的脂肪肝、胆囊炎、胸胁胀，皆有良效。

3. 心脏火力不够了，会手凉肢冷，用四逆散配桂枝汤，一个添木，一个助火。使木能生火，肝气不郁，则心火自熊。

4. 肚子凉、大便老不成形，锅底无火，则饭煮不熟。脾胃腐熟，需要补益身体阳火，这叫益火补土。常用桂附理中丸，能同时温心脾肾阳火，让肠胃充分把食物腐熟透。

5. 咳嗽日久老好不了，乃土虚不能生金。用参苓白术散，培土生金，脾土旺，则肺气足。又有鼻子老打喷嚏，乃肺经不固密，用玉屏风散培土生金，并补肺脾。很快就没有常感冒、常打喷嚏的毛病了。

6. 肾虚后骨头里头都发热，骨蒸潮热。光补肾水，如杯水车薪，必须要降肺金。用降金生水法，服知柏地黄丸或增液汤（玄参、生地、麦冬），大得金能生水、水能润金之妙。

7. 生我者父母也，我生者子女也。根据相生规律，中医有个基本治疗原理，叫虚则补其母，实则泄其子。补母能令子充实，泄子可让母轻松。

8. 凡虚症，要强壮它后面的来龙。比如肾虚了要强肺，肺虚了要强脾，脾虚了要强心，心虚了要强肝，肝虚了要强肾。这叫母强子壮。

9. 凡实证，要泄它前面的去脉。比如肝火旺要泄心；心火旺，需要通降肠胃；肠胃土燥，需要清降肺金；肺炎肺热，要懂得利水开膀胱；肾水积瘀，需要行气条达肝木。

10. 根据相生规律，治病要有五脏相关的整体思维。有时母病会及子，比如肝火旺会导致心慌。有时子病会犯母，肠胃吃撑了会导致心慌。有时会子盗母气，老爱发脾气，动肝木之火，腰肾就容易酸软疼痛。可见，动肝火，就是在烧肾中银行的存款。用相生规律，来指导养生治病，就能真正找到病根。

第二十一篇

伤风良方

1. 冒雨淋水，汗出当风，会感到头痛，只需用桂枝100克泡白酒一升，存在家里一个月即可用。凡吹风受寒头痛，喝个一两杯，睡个觉后，头痛消失。以桂枝善走表，祛头面肢节之风也。

2. 天气风云不定，冷暖变化剧烈，老人关节痹痛难耐，肌肉酸痛僵硬。只需用南五加皮100克，配白酒一升，放在家里备用。天气变化饮上一两小杯再熟睡，关节僵硬疼痛可解，肌肉酸重难耐可化。古人云："不要金玉满车，只要五加一把。"五加皮能壮筋骨，祛风湿，乃衰老者的最爱。

3. 外出旅游疲劳后睡不好，吹风淋水，喷嚏连连。用生姜、大枣、葱白各一抓煮汤水，加入红糖，一碗热腾腾汤下去，疲劳解，风寒散，人精神，喷嚏消。

4. 平时吹空调、风扇，睡着了忘关，也没有薄被盖肚子，醒后肚冷肚痛。用生姜捣烂如泥贴肚脐，一贴即愈。以肠胃怕风寒，风寒怕生姜。

5. 过敏性鼻炎，天天晨起，喷嚏不断，流鼻涕止不住。用葱三根，拌生姜三片捣烂，煎一个鸡蛋，兑点黄酒，趁热服用，半个月鼻涕收，喷嚏解。以蛋能温中，葱姜可解表，酒能活血。趁热服，以助药力。

6. 睡在风口上，一醒过来，脖子歪了，颈僵落枕。用桂枝汤祛风，配合葛根50克，解颈僵，常一剂知，二剂愈。

7. 风大时会把窗户吹开，老在风口、电风扇下读书、工作、睡觉，久了会怕风冒汗，因为腠理为邪风所打开。这时只需要用姜枣茶，送服玉屏风散，连服五次，怕风冒虚汗之症就减轻了。

8. 坐摩托车时讲话，风灌到咽喉肺里，猛咳嗽难好，这叫伤风咳。用生姜配一小撮绿茶煮水，能宣通肺表，使风去咳止。

9. 全身上下容易瘙痒，出现行踪飘渺不定的风疹块。这时，用荆芥、防风、薄荷、金银花、忍冬藤等祛风通经络之品，熬水来洗皮肤，很快风去瘙痒止。这叫风盛则痒，祛风则不痒。

10. 久坐办公室或伏案读书，人容易头晕目眩。观大地草木，因风而动摇，人体会晕眩动摇，也是有内风。这时立马服用天麻粉，平肝息风，或者直接到操场、农场，走路活动，发汗开窍，使血脉通畅，风邪自止。这叫治风先治血，血行风自灭。

第二十二篇

中　和

1. 真正的传统中医，必然常修中和。人体中焦、中心和平，自然百病不侵。

2.《中庸》曰："致中和，天地位焉，万物育焉。"狼吞虎咽的时候，破坏了中和之气，吃完饭肚子疼。心平气和进餐，就没有这病痛。

3.《中庸》又讲："喜怒哀乐之未发，谓之中；发而皆中节，谓之和。"成语曰"愁肠百结"。心忧愁，不平和了，肠子会打结便秘，或者消化不良，绞痛。心平气和，肠通腹畅；心烦气躁，肠腹就翻江倒海。

4. 做生意人知道和气生财，居家者明白家和万事兴。中和二字，乃养生妙宝！救命良方！内心和平，中焦升降有序，没病能侵。

5.《内经》曰："心动，则五脏六腑皆摇。"人悲哀忧愁多了，五脏六腑没有不千疮百孔的。失去了中和，遍体鳞伤；得到了中和，身心条畅。

6. 中和的人，不以物喜，不以己悲。得到东西不会激动，失去东西不会不平。处于中和状态，无边利益，随之得来。失去中和状态，患得患失，很容易就成为患者。

7. 处众以中和为原则，学医以中和为方法，做事业以中和为捷径，干活以中和为秘法。总而言之，中和是天地大道！你看天地风调雨顺时，就知道五谷丰登。人如果中正平和，必定精气神饱满。精气神乃脏腑产生的五谷也。

8. 人是先失去了中和之气，百病才会侵袭。一旦回归中和之气，百病自然远离。金元四大家，乃至古往今来一切医家，都共同赞叹这个医理：气血冲和，百病不生；一有拂郁，诸疾生焉。在这里，冲和即是中和。

9. 一个国家，国民团结，外敌就不敢进犯。一个人脏腑中和之气足，团团结结，百邪就侵不进来。所以说，中和乃健康第一品质！中和是长寿不二良方！

10. "心和气平，可卜孙荣兼子贵；才偏性执，不遭大祸必奇穷。"这是《心相篇》上最经典的一句话。它讲的就是中和之气足，子孙繁衍昌盛。那些不孕不育患者，都要好好品味这句话。中和之气丢失，疾病跟灾难就会一波跟着一波来。大哉中和！美哉中和！

第二十三篇

湿

1. 物品靠近低洼之处，容易潮湿发霉，长苔藓；放在干爽、通风、向阳的地方，霉菌消了，苔藓也不见了。这叫升阳能除湿。用升阳益胃汤，可以治疗大量的水湿皮肤病、白带异常、霉菌性阴道炎、癣疾。

2. 藓通癣，治湿要治癣。治湿要健脾，健脾要升阳。

3. 毛巾沾满水湿沉甸甸的，人体水湿重，就会觉得沉重、困重。挤干水湿的毛巾，就轻松。通过发汗、利水，排掉身体水湿，就轻快、灵活。羌活配茯苓、苍术配泽泻，都是发汗利水妙对。

4. 早上起来身体僵硬，难以屈伸，这是脾湿困阻筋骨。《黄帝内经》上叫："诸痉项强，皆属于湿。"服用壮腰健肾丸或桂附理中丸，水湿一除，筋骨就柔软。

5. 脾主大腹，肚腹便便，啤酒肚、将军肚，乃水湿停聚，脾不能健运。服用五苓散，升阳除湿，利水健脾，腰脚很快轻快，尿量变大，肚腹回缩。

6. 走路拖泥带水，显得很笨重，关节肌肉也酸重，这是水湿困阻四肢。只需服用陈夏六君子丸。健脾则四肢轻松，除湿则手脚不重。

7. 《黄帝内经》讲："伤于湿者，下先受之。"下肢水肿的时候，却要记得，下游泛滥，当治其上。故水肿三药，黄芪50克、川芎10克、益母草15克，专医下肢肿胀。从健脾升阳下手，清阳升，则浊湿去。

8. 千寒易去，一湿难除。手指老起小水疱，一串串，挤掉一处，另一处又长。服用麻黄连翘赤小豆汤，三剂下去，汗出小便利，水疱就不长了。前提是，不能再吃冰饮、凉果。

9. 大便不成形，水湿为患，如泥泞道路，必是连绵雨湿作怪。这时，在辨证方中加苍术、羌活，各5~10克，大便马上成形干爽。

10. 《黄帝内经》讲："因于湿，首如裹。"人湿气重以后，脑瓜子像被迷雾裹住一样，没精神，如同三四月天雾雨弥漫。这时只需服用藿香正气散，湿邪去除人轻安。

第二十四篇

发脾气

1. 有形之火烧万贯家财，无形之火烧灵敏天性。老发脾气，脑瓜子就会变笨。

2. 生一场气后，很累，很想去睡觉。原来，生气是伤肝血、盗肾水的行为。银行库存的大量肾精、肝血，就被一场脾气挥霍一空。

3. 人要是不发脾气，他有用不完的精力。所以上等人，有能力，没脾气。

4. 较劲是体虚的开始，发火是炎症的先兆。

5. 小气、闷气、傲气，乃毁灭人生的三种气。

6. 达者结千人缘，懵懂者结万人怨。故，多一个朋友多一条路，少一个敌人少堵墙。敌人在哪里？就是你的脾气。除了你个人脾气外，天下再无真正能残害你的仇敌。

7. 色是刮骨钢刀，酒是穿肠毒药，气是下山猛虎，财是惹祸秧苗。

8. 酒色财气四堵墙，人人都在里边藏。若人能够跳出去，不是神仙也寿长。

9. 心上有刃，君子以百忍成德；川下有火，小人以忿怒灭身。

10. 脾气大，身体差；心态好，病魔跑。

第二十五篇

五行相克

1. 五行相克的次序是：木克土，土克水，水克火，火克金，金克木。

2. 人生气后，会赌气没食欲，这叫肝木克脾土。大量的厌食症、消化不良症，并非是脾胃之错，实乃肝怒情绪动得太过。用柴胡疏肝散，或逍遥散，或四逆散配合四君子汤，就能迅速解决情绪饱胀之症。

3. 一般肥人，不是拖泥带水，就是腰酸腿沉，这叫土克水。脾土壅阻太过，肾水就会遭受到压迫。一用陈夏六君子汤或肾着汤，健脾除湿，减肥排水。腰肌劳损、腰酸腿软之症顿时解除。

4. 冠心病患者，有时候背心都凉了，心胸绞痛，手脚冰凉，这叫寒水克心火。用真武汤，把水一制服，心脏就舒服。真武汤乃水寒射心，治疗各类心脏疾患的神方！

5. 心急火燎，常常吃饭都呛到，猛咳嗽，甚至咳痰带血丝。这叫木火刑金，搞点黛蛤散，把火气清一清，咳嗽就平复了，血热也不妄行了。这汤方曾让一个医生治病升官，却传自于民间，就是传说中讲的："李防御治嗽得官，传方于下走。"用的原理，不过就是火克金而已，撤火则金清，金清则咳嗽平。

6. 有句话叫"受到惊恐的孩子长不大"。这是金克木。惊吓的鸟，风声鹤唳都会往下掉。胸廓宣发不好，肝木就会抑郁，难以条达。在逍遥散解郁神方中，加点麻黄通宣理肺。把惊恐之气通过发汗排出体外，孩子就会长高、长好。这叫麻黄解郁，妙哉宣肺！

7. 逍遥散是疏肝健脾的代表，专门对治心里有消化不开的事，肚里有运化不了的食。中医叫作"木旺乘土"，或"木强土弱"。说白了就是吃了压气饭，把气一疏通，饭一消化，压气就好了。

8. 当皮肤有湿疹，或肌肉有积液时，用四君子汤，能达到培土治水的效果。河堤加高了，水患就得到控制。脾胃强大了，水湿就不会泛滥。什么积液、囊肿、湿疹、水肿的问题，四君子汤统统都管理。

9. 老动气的人，咳嗽很难痊愈。这叫肝木之火，克犯肺金之气。用小柴胡汤，能达到疏肝清肺之效。故有"小柴胡汤止咳胜金方"之说。对平时老咳嗽又爱动气火的人效果好。

10. 当脑子静不下来，翻来覆去睡不着，这时用栀子淡豆豉汤，栀子泄心火，淡豆豉滋肾水，它们就是泄南补北经典搭配！滋水降火黄金组合！对于肾水不足、心火偏旺、水火不济、心肾不交者效果好！非常适合脑力劳动工作者及睡眠质量差的人。

第二十六篇
养胃五点

1. 脾胃病常常不是吃药吃好的，而是注意保养养好的。几乎所有慢性病、脾胃病，都要遵循"三分治，七分养"的法则。

2. 养胃注意五点：少点、淡点、慢点、暖点、软点。

3. 少点就是饭到七分饱，不超载的车开得久，不暴食的脾胃，运化得透彻，能用得更久，不坏。

4. 七分饱胜调脾剂，食不言乃养生方。

5. 饱食一顿损三日之寿命（《内经》：饮食自倍，肠胃乃伤），故"宁肯留半锅，不可撑一口"。

6. 狼吞虎咽容易吃撞到，得了撞食症，药物很难医好。就像车子老撞到，它就用不了多久。故细嚼慢咽的蚁食法，乃为高寿老人共赞。

7. 若要身体安，淡食胜灵丹。那些老容易上火、发炎的一定是饮食不清淡。

8. 淡味入腹通筋骨，没有什么杂质不能除。洗除碗垢要淡水，清除病垢要清淡饮食。

9. 食物大略可分为三种：燥性食物，比如煎炸烧烤，让人服了火气大、脾气躁；惰性食物，比如奶酪蛋糕，肥甘厚腻，让人吃了慵懒，湿气重，不想动；最后是灵性食物，清淡的蔬果、豆制品，用蒸煮的方式做的，很柔软可口，好像没有吃香喝辣的快感，却让人聪明水灵。

10. 大养生家讲："吾不以脾胃暖冷物、熟生物，不以元气佐喜怒。"人能做到这点，年百岁而动作不衰，都能轻松实现。

第二十七篇

情 志

1. 情轻病亦轻。人情志剧烈波动，像海啸、地震，身体病气就会汹涌反复。

2. 有人说："鸡蛋、海鲜吃了会皮肤痒，叫发物。"其实最大的发物，就是动情绪。农村老百姓都知道，动情绪叫翻江倒海，老毛病就会翻腾上来。

3. 动怒了伤肝，就会面红目赤，息怒就是清肝明目。丹栀逍遥散就是息怒药！

4. 心太激动，暴喜，像中彩票或范进中举那样，容易疯癫，睡不着觉。栀子豉汤就是戒激动、暴喜药！

5. 犯了相思病，思虑过度，吃不下饭，叫茶饭不思。脾胃不开，食物就进不来。这叫思则气结，思伤脾。服用归脾丸，配合四逆散，就能解忧思，养心脾。

6. 悲忧伤肺。人忧愁了，肺的伞盖就会沮丧，张不开，万念俱灰。严重者茶水不进，悲痛欲绝。这时，服用通宣理肺丸，可以将悲伤之气通过宣肺排出体外。这叫麻桂（荆防）解忧郁，妙在宣肺气。

7. 一个人老心存悲观、消极念想，凡事只看到阴暗面，看不到曙光希望，这叫灰心丧气，悲伤消极。服用补中益气汤，能一鼓作气，让中气充足，悲闷自愈。

8. 老容易怕这怕那，像惊弓之鸟，一点小事就吓得魂不守舍，这叫恐伤肾。服用肾气丸，就不会畏手畏脚、患得患失、担惊受怕了。

9. 心里头波涛汹涌，肠子里就会翻江倒海，肠胃病慢性久不愈的，并非吃错东西，十有八九是有想不通、放不开的事。时常心中动情绪，搞得肠胃沉渣泛起，消化没力，这叫愁肠百结，这成语也告诉我们，老是动情绪，肠胃好不到哪儿去。

10. 七情之病，看花解闷，听曲消愁，有胜于服药矣。琴能医心，剑可医胆，不亚于灵丹。可见，中医不仅仅是吃吃药、扎扎针、按按摩。你栽花种竹可以疏肝解郁，弹琴吹曲可以逍遥气机，打拳舞剑可以壮人胆魄，练字学画可以定人心神。生活中的万象，能够让人舒服、健康，从极端回归到中庸的爱好、兴趣、志向，都属于中医疗伤。

第二十八篇

五 官

1. 人有五官，对应五脏，五官是五脏的窗口。借助这窗口，能看到五脏问题。

2. 肝开窍于目。眼目红肿赤痛，肝火上炎。夏枯草、桑叶、菊花各10克煎水服用，一次便愈。或者买夏桑菊颗粒，板蓝根颗粒皆可。

3. 肝是眼睛的油库。目暗不明、有飞蚊症，大都是肝血少。用四物汤加桂枝汤，养足心肝血，双目亮堂堂，能令容颜美，可使面发光。眼观六路，四物桂枝汤；耳听八方，杞菊地黄丸。

4. 心开窍于舌。口舌生疮，睡不着觉，尿黄尿赤，这叫心火上炎。服导赤散，一剂即愈。或者买点黄连上清片，清心火，医口疮。这叫诸痛痒疮，皆属于心。心清则疮平。

5. 中风后，舌头讲话模模糊糊，吐字不清，此痰阻心窍。在辨证方中加菖蒲，能开九窍，出音声。这是《神农本草经》

上面记载的。

6. 脾开窍于口。口角流清水，服用六君子丸或理中丸，几次口角清水就收住了。土能治水也。

7. 言多伤中气。口中讲话多的，会伤到脾胃中焦之气，让消化不利。所以古人食不言，寝不语。目的是保护我们脾胃消化能力。

8. 肺开窍于鼻。鼻塞，鼻不通气，用辛夷花一味打粉，每次2~3克。一服肺气就宣通，鼻子就开了。如果能够喝酒的话，用水酒各半煎煮，效果更佳。

9. 慢性鼻炎、过敏性鼻炎，老是喷嚏不止，就用苍耳子散（苍耳子、辛夷花、薄荷、白芷各10克）。开宣胸肺之气，鼻子为之通利。

10. 肾开窍于耳。说一个人聪明，就是聪耳明目。肝血足，则眼明；肾精足，则耳聪。聪明就是精血足。俗话讲"这人很鬼精"，就是很聪明的意思。如果说四物汤是点眼油，明亮双目之方，那六味地黄丸就是添耳精，令听力加强，耳聪敏之方！故老人耳鸣眼花者，杞菊地黄丸主之。

第二十九篇

形 体

1. 五脏跟五行是对应的。肝主筋，心主脉，脾主肉，肺主皮，肾主骨。主有主人、主导、主持之意。

2. 肝主周身之筋膜。抽筋要柔肝缓急，以芍药甘草汤。练武伤筋了，要通过补肝血来养筋，比如四物汤（熟地15克，当归10克，川芎5克，白芍10克）。服用后，筋柔更不容易拉伤。

3. 年老膝盖退化，疼痛酸麻，服用养肝血的养筋汤（白芍10克，熟地15克，酸枣仁10克，麦冬10克，巴戟天10克），因为膝为筋之府。肝血养足，膝盖就舒服。

4. 心主血脉。心脑血管堵塞，要强心活血。治疗老年痴呆、手脚迟钝、反应下降，都是要从心主血脉下手。桂枝汤合四物汤，能加强心主血脉的力量。凡心肌劳损，脉跳无力者，服之最佳。

5. 一个地方沟渠不到，庄稼就生长不好。古人逐水草而居，水脉是万物生长之源。同样，心主血脉，功能减退人就会掉头发。中医通过用通窍活血汤打通脉道，能够让毛发自长。万物生长靠供养，失去供养不生长。而心脏乃血气供养的源头，头发得到血气供养，就会很好地生发。

6. 脾主肌肉。肌肉萎缩无力，要补脾健脾；神疲乏力，做事懒惰、拖泥带水，一样要健脾。所以补中益气汤乃长肉神方，提神妙方，抗疲劳奇方！

7. 糖尿病患者伤口溃烂，很难愈合。这是脾主肌肉功能减退了。除湿健脾才是王道！像参苓白术散、陈夏六君子丸，都能提高脾胃主肌肉力量，使伤口、疮口愈合完满。

8. 肺主皮毛。肺活量不好，皮肤很难光泽。《黄帝内经》叫："五气入鼻，藏于心肺，上使五色修明，音声能彰。"

9.《黄帝内经》讲："善治者，治皮毛。"皮毛是保护人体健康的万里长城。邪气伤人，从皮毛而入，通宣理肺，可把它们原路赶出。俗语讲："请人吃次饭，不如请人发次汗。"讲的是肺主皮毛功能变强，疾病就不治自愈。

10. 肾主骨。凡骨折、筋伤，后期修复，服用补肾壮骨之药，如补骨脂、骨碎补、杜仲、川续断配合六味地黄丸，骨头就会愈合得更加完美、快速。

第三十篇

教 学

1. "学而不厌，诲人不倦。"被誉为自古以来教学最大品质。

2. 什么能让一个人不疲不厌，努力不懈地教学呢？不忘世上苦人多。

3. 没有钱财叫贫，没有好的身体叫病，没有觉悟叫苦。有人贫病之中，仍然笑口常开，努力教学，因为他觉悟。可见，最大的苦不是贫病，是不觉悟。

4. 启智由学。开启智慧之门，叫觉悟，靠的是不间断地学习。

5. 世间智慧书载尽，天下名山僧占多。"四书"能开世间慧，"五经"可启天下智。

6. 有智慧了，茅草房住得乐翻天；没智慧了，大城市住得嘴瘪瘪。有智慧了，虽饥亦乐；没智慧了，虽饱亦忧。

7. 智慧从教学中来。如果不从事教学，智慧很难真正走向大气。

8. 最大的学以致用，不是用学的东西去换钱，而是用学的东西去分享教人。

9. 常人也在拼命工作学习，可背后的推动力是名利、欲望。如果看不见名利，他就疲劳，干不下去了。而智者，他也拼命学习工作，他背后的动力是志气、愿力。即便看不到名利，他仍然能默默耕耘下去，焕发出无穷的动力。

10. 常人跟智者，最大的区别在这里：常人把自己得失利害放第一位，智者把自身的教学看作唯一，念念心系大众。须臾离大众念想，刹那入凡俗疲惫。

第三十一篇

五 味

1. 有成语叫"五味杂陈"，又有成语叫"五味俱全"。这五味是中医的说法。有哪五味呢？酸苦甘辛咸。

2. 酸入肝，苦入心，甘入脾，辛入肺，咸入肾。

3. 酸能静。脾气大，身体差。人气焰嚣张时，要吃点酸甜的东西，比如酸梅汤、山楂水，或者做菜时里头多放些醋，就能让脾气小，身体好。

4. 苦能清心火。人烦躁、睡不着时，弄点苦的莲子芯，或苦瓜榨汁吃一吃，马上心肾相交睡得好。

5. 不管是尿道炎、膀胱炎，还是咽炎、食道炎、胃炎、胆囊炎，在辨证方中加上苦味的黄芩或蒲公英各10克，能收到苦寒清火消炎热的效果。

6. 人要长得饱满，脾胃要好，脾胃主肌肉。如何使脾胃好？甘甜益力生肌肉，像牛大力、五指毛桃、枸杞子、大枣、金樱子、芡实、莲子、山药，这些大都是饱满甘甜之品。煲汤水服用，就能让脾虚不长肉的孩子拔节增高，掉肉身萎缩的老人恢复年轻饱满有力量。

7. 人鼻子塞，气不通，要适当服些辛香开窍之品。比如，用姜枣茶送服辛夷花散，能轻松宣通鼻窍。用干姜细辛五味子，配进四君子汤里，能轻松将胸肺里阻塞的白痰、寒湿赶走。

8. 如果关节痛，就可以找一些辛香的草药来熬水熏蒸浸泡。因为辛香定痛祛寒湿，比如，川椒、桂枝、山苍子、生姜、海风藤、络石藤，这些祛风湿药大多是辛散行气的，有气行痛散之效。

9. 咸味药能软坚散结。身上有些结块、痰结，可用些牡蛎、海藻。咸又能够润下。服用壮腰健肾丸或六味地黄丸都容易上火，用点盐水送服，就没有上火的担忧了。

10. 看到一个人心浮气躁，他就要适当吃些酸苦的药。因为酸能静，苦能清。看到一个人垂头丧气，精神不振，就要吃点辛辣的、甘甜的，因为甘甜使人有劲，辛辣让人奋发。这在《黄帝内经》上叫："气味辛甘发散为阳，酸苦涌泄为阴。"人生要阳光积极，服用辛甘之品；要冷静不烧脑，服用酸苦之药。

第三十二篇

养生的原理

1. 中医最大的养生原理就是天人合一。怎么去体证天人合一？用《易经》提供的方法："远取诸物，近取诸身。"

2. 看到的太阳系，九大行星常转，它们一停下来就完了。所以叫身宜常动。太阳静在中间，是太阳系的心脏，它一跑动、妄动就完了。这叫心宜常静。所以，"观天之道，执天之行，尽矣！"《阴符经》把最上乘的养生之理讲破——养心要静，养身要动。

3. 为何当代人坐轮椅的多，变药罐子的多，猝死、暴死的多？因为他没有天人合一。一整天坐在那里，成为上班族、学生党的弯腰塌背，屁股都动不了，违背了身宜常动的原则。而心里头又跟着手机屏幕、游戏、电视剧一样，蹦蹦跳跳，妄想纷飞，激动沮丧，安定不下，违背了心宜常静的法则。这样，心身都坏了，能不生病吗？

4. 大自然白天时就明亮，所以人睁开眼；晚上时昏暗，人就闭上眼。遵循天地规则，《黄帝内经》讲的"与鸡俱兴"就是"日出而作，日落而息"，就会有很好的身体。

5. 早睡早起，没病惹你。熬夜打麻将，人参都救不了你。这叫"服人参不如睡五更"。

6. 疾风骤雨，禽鸟凄凄；和风细雨，草木欣欣。是以天地不可一日无和气，人心不可一日有怒火（出自《菜根谭》）。

7. 大自然流水不腐。人体饭后百步走，太极不离手，就是让血脉常流，筋骨常转。身体健康，百病皆安。

8. 天降暴雨，塘池水满了，水就会溢出来，甚至会崩堤。人暴饮暴食，加暴喜暴怒，肠胃就会暴胀，胆汁会反流，胃酸会上溢。严重者，胃壁破裂、出血，成溃疡。所以，要想胃肠好，谨记七分饱。心头不要焦，脾气莫暴躁。多见暴风雨，塘池崩堤，而很少见到心平气和，人有病疾。

9. 钻木取火，摩擦生热，放大镜聚焦点燃纸片，这些现象背后，都是精进加时间。聚精会神加上时间（持之以恒），就会产生奇迹！功夫到，滞塞通。不管哪种疗法，专心一处地投入，锲而不舍地坚持，才能取得最后胜利的果实！

10. 同样做饭，会用天然气的用两个月，不会用的用不到一个月。因为该关火时，他不关火；用小火可以的，他偏要开最大火。人体的妄念、胡思乱想，就是能量之火开太大了。孙思邈讲："善言不离口，不想莫经心。"因为妄念、乱想减少，正气消耗就少，身体就满壮了。这就是心宽体胖、心宽身壮的最佳诠释。心宽就是没有妄念在挂碍、较劲。中医最上等的养生，全在这心源隐微处下手。

第三十三篇

五　色

1. 青赤黄白黑，对应肝心脾肺肾。

2. 脸色青，一般有肝胆病。肝有痛症，痛得脸色发青。

3. 脸色赤，一般心火旺。血黏稠度高，血脂高，容易产生炎症。

4. 脸色黄，一般湿浊重，用茵陈能退黄。

5. 脸色白，大都是气血虚。人虚劳大病后或大出血后，一般会脸色惨白，又叫面无血色，八珍汤主之。

6. 脸色黑，一般有瘀血或肾脏疾患，中医叫"印堂发黑"，就是血液循环不好，血气瘀阻的表现。这时就要温阳活血，像温阳桂枝汤配合活血四物汤，都能让脸色的黑气像风吹乌云散一样下去了。

7.《黄帝内经》讲："凡治病，必察其下。"不管什么样的病，小便黄赤烫热的，一般有热，四妙散主之；小便清长、稀白的，一般有寒，肾着汤主之。

8. 舌尖红的心火旺，易生口疮，用导赤散。舌苔黄腻厚的，中焦湿热，用甘露消毒饮。

9. 眼睛黄黄的，有肝胆病；眼睛红红的，肝火上炎，肺火上亢，用蒲公英、木贼草、白蒺藜各20克煎水，一喝就好。

10. 不管什么样的色彩，有光泽的比较好治，没光泽、暗淡的难医。一个人头发、脸面有光泽，大病都不难治；一个人头发、颜面枯槁、黯淡，小问题都难缠。

第三十四篇

心

1. 心主血脉。血液在血脉里，能流行不止，环周不休，这是心脏推动之功。

2. 如果心气不足，血液推动没力，脉道就会郁滞。各种心慌气短、面色灰暗、肢体疼痛之症，就会层出不穷。一旦用黄芪桂枝汤，强心通脉，恢复血脉通畅度，这些病症就会纷纷迎刃而解。

3. 心跳不整齐，在抖动，这是心脏血气不够。用《伤寒论》的炙甘草汤，可以稳定心律。此方堪称定心第一神方！

4. 局部有刺痛的，一般是心血管瘀阻，血瘀则刺痛。用丹参20克、菖蒲10克、威灵仙10克，通脉开窍，通则不痛。不管是痤疮痛痒、关节痛麻、肌肉痛酸，这痛痒三药，统统管用。

5. 心主神明。一个人视物无神，整天没精神，脑袋昏昏沉沉，不灵光，创造力下降，桂枝汤加红参5克，乃回神之方！补神之汤！

6. 如果经常梦到各类鬼怪害怕的情景，这叫心主梦，心虚则梦怯。桂枝汤加红参10克，能将恐怖噩梦驱走。

7. 见一个人神不守舍，失魂落魄，这是心主神志功能不够。用桂枝汤加龙骨牡蛎，能聚精会神。

8. 《黄帝内经》讲："忧愁思虑即伤心。"一个人心有千千结，想不通，打不开，就要服用桂枝汤加生脉饮，强心通脉，能减少劳神伤心。中医认为，脉气强大，脉管通畅，事情更容易想得通。

9. 心在液为汗。夏天大汗出，心慌心跳。中医认为汗血同源，这时，用生脉饮配合玉屏风散，既能补心养液，又可固表止汗。所谓"夏季无病，常带三分虚"。用此补心养液组合，堪称良方！

10. 心开窍于舌。《黄帝内经》讲："心和则舌能知五味。"中老年人味觉下降，语言不流畅。通过桂枝汤加丹参、菖蒲，强心能令舌头灵敏，活血可使语言顺畅。此组合，乃辩论家、演讲家、歌唱家等凡是靠舌头吃饭、创造奇迹之人的保护神。

第三十五篇

肺

1. 肺主一身之气。气壮山河全凭胸中那团肺气。肺主魄，我们常讲一个人体魄好，就是肺气足的表现。体魄不好，容易感冒怎么办？玉屏风散就是壮肺之魄的方子，要用姜汤送服，能让人有魄力，有体力。

2. 肺主呼吸。呼吸不顺、咳嗽，这都是胸膈肺气升降不利。中医讲："膈上不宽，加枳桔。"用枳壳、桔梗各5克煎水，升降肺气，就能让呼吸顺利。

3. 肺主宣发。《黄帝内经》讲："上焦开发，宣五谷味，熏肤，充身，泽毛，若雾露之溉，是谓气。"这句话给医者重要启发，用解表宣肺的药，比如麻黄、杏仁、荆芥、防风，可以美容润肤，让人容光焕发。

4. 肺主肃降。《黄帝内经》讲："肺主气上逆。"又讲："诸气膹郁，皆属于肺。"如果肺壅咳逆，就用知母、贝母、款冬花，专治咳嗽一把抓，它们是助肺肃降的神药。

5. 人以为止嗽散，只用来治咳嗽。殊不知，对于胸中义愤填膺，郁闷难顶，这止嗽散一服下去，肃降肺气，居然像阴云布雨立转天晴。这叫"譬如阴晦，非雨不晴"。用宣降肺气方法，来治疗抑郁症。

6. 肺主通调水道。肺为身之华盖，乃水之上源。水肿、小便不利，在利水药里头加苏叶、杏仁，开宣肺气，常有意想不到的效果。代表方就是杏苏五皮饮，此方可减肥瘦身，开肺利水。

7. 肺朝百脉。全身的血脉，都会聚汇到肺，接受清气的补济。对于瘫痪、脉道不利的患者，你在活血通脉的桂枝四物汤里，加上黄芪80~100克，就能大补肺之清气，使脉道通利，人有气力。用这思路帮助中风、偏瘫患者康复的案例不胜枚举。而王清任的补阳还五汤，重用黄芪起偏瘫，就运用了肺朝百脉的医理。

8. 肺主治节。天气变化，关节疼痛，尤其风冷加重时。当你用活血化瘀的药效果不理想时，不妨想到通宣理肺。用小青龙汤，只要老人有寒痰、关节痛的，效果好。随着节气变化而加重，变动的病痛，通过提升肺的治节能力，可以很快减轻。

9. 人悲忧伤肺，忧伤的情绪能令肺咳嗽，令关节疼痛。《黄帝内经》叫："悲则气消。"通过用补中益气丸，大补肺之力气，可以抗忧郁，去悲伤。对于消极、悲观的人来说，健脾补肺，无疑就是上上之举。听多悲伤情歌的人，沉沦不能自拔，就要服补中益气，从消极情绪坑里跳出去。

10. 肺开窍于鼻，主皮毛。中医把汗孔、毛孔、鼻孔，统统称为气门，气门闭则百病起，气门开则万邪息。所以用苍耳子散，不仅只是治鼻炎、鼻塞、喷嚏，它进而能开气门，愈百疾，堪称善治者治皮毛第一方！加强人体健康第一方！将邪气隔挡，抗拒在体外的第一方！如果它跟玉屏风散结合，平时小病都不敢来犯。

第三十六篇

脾

1. 脾主运化。运者，运动也；化者，消化也。所以，健脾神方——陈夏六君子汤，能提高人体运动能力跟消化能力。体育健儿、功夫高手、快递跑腿、店小二、司机、工人、农民，这些对身体运动功能要求高的人群，都很需要提高脾胃运化能力。

2. 脾胃后天之本，气血生化之源。但凡贫血、消瘦、疲倦，以及劳损体弱气血亏，放疗化疗精神弱，统统都要回归到脾胃来调养。黄芪建中汤，就是慢性老病最后的收功之方。是气血小弱者的救命稻绳。凡献血、大出血后，服用此汤能够让气血生发饱满。

3. 脾主运化水液。水液停留在身体，轻则产生痰饮水湿，重则水肿。即《黄帝内经》讲："诸湿肿满，皆属于脾。"用四君子或二陈汤、五苓散，都能在源头上健脾除湿，化痰消水，乃肥身多痰湿者的福音，也是减肥的良方。

4.《脾胃论》中讲："百病皆由脾胃衰而生也。"各类慢性病在治病中，要善于保护脾胃，在用药时，万不可中伤脾胃。保胃气，则有无限生机；护脾土，则能妙手回春。而四君子汤正是老慢病者稳定江山之方！

5. 脾主升清。中老年人眼花耳鸣，鼻子失灵，舌头不敏。据《黄帝内经》中讲的"清阳出上窍"看来，这叫"清阳不升"。这时，用益气聪明汤或补中益气汤，使脾气主升功能加强，精华上送七窍。则耳聪目明，味觉、嗅觉皆灵，脑子清爽，不再昏沉。这汤方可是上课昏沉的学生、做事没劲儿的工人的打气方！

6. 那些从事艺术创作的人才，急需要大脑灵光一闪，就要从脾主升清功能下手。清即是清气、灵气、灵感。保护好脾胃中气，就保护好了旺盛的创造力。同时，中老年人脏器下垂，如乳房、子宫、肛门、胃脱垂等，一样用补中益气思路助脾升清，则脏器归位，能对抗地心引力，不易病倒，提高抗衰老能力，延长脏腑使用寿命。

7. 脾主统血。"统"有统领、统摄、管控之意。妇人崩漏，气虚紫癜，缠绵难愈，神疲乏力，用归脾汤，加白芍20克，能助脾统血，使血不外溢。而那些伏案人群，如学生党、白领等，久视伤血、过用神思的，血气内耗得厉害，引起失眠难安。这时用归脾汤，使统血功能加强，心脑过度耗散的状况就会减轻。

8. 脾在志为思，思虑过度伤脾者，用归脾汤。脾主气力，劳力过度伤脾者，用补中益气汤。归脾汤能养心力，补中益气汤能壮体力。脑力劳动人群，血气不足者，归脾汤主之；体力劳动人民，气血不足者，补中益气汤主之。

9. 脾主四肢肌肉。人大病后掉肉，或大忧伤后皮包骨头，用补中益气汤和桂枝汤，效果奇特！但要加牛大力、巴戟天、五指毛桃。这在《黄帝内经》上叫："清阳实四肢。"

10. 脾开窍于口，主涎液。想要口才好，脾胃要养好。口角流清水，健脾就能退。四君子加益智仁，专收小儿口角流清水。口部溃疡烂疮，久治不愈，是脾主生肉功能降低，重用补中益气汤，烂肉就会复长。

第三十七篇

肝

1.《黄帝内经》讲："肝者，将军之官，谋虑出焉。"肝者，敢也，干也。一个人不能敢想敢干，没有将军雷厉风行的魄气，就需要借助柴胡疏肝散，与桂枝汤合用，能将勇魄激发出来。

2. 肝主疏泄气机。不管气机郁结在哪里，是巅顶头疼，还是咽喉胀满，或是胸肋乳房憋闷，或是少腹阴囊胀痛，但用逍遥散，舒其气血，令其调达，乃至和平。

3. 木能疏土。一个人生气后，不爱吃饭，叫气饱了。只服用保和丸治标，效果不理想，加小柴胡颗粒，疏肝解郁，使木能疏土，疗效神奇！农村常讲的"吃了压气饭"，导致胸胁胀满，就用小柴胡颗粒，配合保和丸，病痛立安。

4. 肝主情志。将军容易激动，易激动的人，一般命都不长。因为人激动一次，会累好一阵子。古人讲："自古美女如名将，不许人间见白头。"你能平和了，就能长寿。平和不了怎么办呢？服用四逆散或丹栀逍遥散，能疏肝解郁，行气降逆。对于那些鞭炮性子，急躁、易怒的人来说，这四逆散能让他们心气平和，少嗔少怒。

5. 肝主藏血。人卧则血归于肝。肝血少后，就会躁，睡不着，如同水少了，鱼就会跳。那些凌晨一两点容易惊醒过来的，大都是肝气郁，肝藏血少了。用四逆散配合酸枣仁汤，助肝疏泄，帮肝藏血。使一气周流，顺其性，养其真。自然一觉到天亮，中途不会惊醒。

6. 肝开窍于目。久视伤血，眼目就会干涩、昏花，甚至夜盲，一到黑夜，眼睛就花，点眼药水都没用。服用杞菊地黄丸，滋水涵木养肝血，如同蔬菜得灌溉，双目干涩变泽润，昏花黯淡又复明，事事能够看得清。

7. 肝主筋。筋能屈能伸，因为肝血足，肝气条达。大丈夫能屈能伸的，一般肝气舒畅，肝血足。相反，有些人身在屋檐下，却低不了头，跟人相处处处碰壁，与人共事受不得半点委屈，性格刚烈，"从来硬弩弦先断，每见刚刀口易伤"。这时，可以用四逆散配合养筋汤。这是人际关系的润滑剂，性格刚烈的柔和方。

8. 肝其华在爪。指甲容易脆断，没血色，或月牙不能生发，或按下去一放瞬间不能回血，这都是肝血少的表现。不能荣华指甲，指甲就会软薄、枯燥、灰暗、脆断。这时只需用四物汤配合四逆散，就能养肝真，顺肝性，使血气抵达四末，指甲自动光泽、光华。

9. 肝在志为怒，怒则气上。发怒后会面红耳赤，严重者脑溢血。用四逆散配合天麻钩藤饮，就能对治嗔怒众生，脑充血患者。对于打鸡血，不能冷静者，中彩票静不下来的，这汤方无疑就是当下冷静方。

10. 肝在液为泪。迎风流泪，中老年人控制不住泪水。用逍遥散配合玉屏风散，能够加强收泪功能。

1. 腰为肾之府，肾主腰脚。一般腰酸腿软，就用腰三药——黄芪30克、杜仲15克、枸杞子15克。

2. 肾藏精。精少则病，精尽则亡，精满则壮，精充则旺。精疲力尽，就要补肾藏精。像六味地黄丸、五子衍宗丸，就是补肾添精，让人龙精虎猛的汤方！

3. 肾主骨。齿为骨之余。老年人骨质疏松，牙齿满口松动怎么办？一味骨碎补50克，配合补骨脂20克，就能补肾，让骨质坚固，牙齿就不容易松动。对于肾虚所致满口牙齿松动，效果非常好！

4. 肾开窍于耳。耳鸣者，肾虚之故也。老年人耳朵嗡嗡响，如蝉鸣虫叫，劳累时加重。用杞菊地黄丸配合补中益气丸，脾肾并补，耳鸣速愈。

5. 肾主纳气。虽说肺主呼吸，但呼吸有没有深度，全赖于肾。老年人气喘吁吁，上个楼梯就上气接不了下气，服用肾气丸，就能减少这些问题。

6. 肾主恐。恐惧、恐怕、恐慌，都是肾精不旺的表现。肾精足，电闪雷鸣都不怕。肾精虚，见到蟑螂、老鼠都跳起。对于患得患失，怕这怕那的人，中医通过肾气丸补肾，就能减少恐惧。那些一上台就脚软，有恐高症的；爬山也害怕，一到黑夜提心吊胆，被吓得屁滚尿流的；长期看恐怖片，发育不良的，统统都是肾虚则恐，恐惧又反伤了肾气，这些都在肾气丸的打击范围之内。

7. 肾主志。有志不怕千山万水，少年贵立志！没有志气或者志向低的，反映他伤精亏肾了。砍伤肾的"三把斧"：熬夜、邪淫与凉饮。只要远离这"三把斧"，再通过肾气丸，将肾气补足，年轻人高昂的志气，跟容光焕发的面貌，就显露出来了。

8. 肾在液为唾。唾液为金津玉液，不要轻易吐口水、吐槽，这也是伤精的行为。古之道家，通过舌抵上腭，得到金津玉液。巴不得多吞咽服食，可以将五脏六腑润泽。古人讲："千里不唾井。"教人要感恩，不要轻易唾弃一个人，这就是补肾。对世人心怀好感，就是在养精液。当一个人老是口干舌燥，喝水不解渴时，唾液上不来，就像井水的水位下降。一通过肾气丸补肾，井水上升，就口舌滋润了。

9. 肾主水。老年人夜尿频多，小孩子尿床、遗尿，都需要补肾气。用牛大力15克、黄芪30克、枸杞子15克、金樱子10

克、芡实10克，这五味药下去，遗尿、夜尿，几乎都能赶跑。

10. 肾主骨生髓。一个人没骨气，或者没脑子、没记性，就要补肾壮骨。像壮腰健肾丸，是让人有傲骨的方子；肾气丸是添灯油，是让人脑子能灵光的方子。

第三十八篇

肾

第三十九篇

胆

1. 胆居六腑首。胆汁堵塞，服用四逆散就能开通。因为肝胆相表里，四逆散能疏肝利胆。肝气条达，就能照顾到胆，这叫肝胆相照。

2. 口苦乃胆之味上泛，如果再带咽干目眩，服小柴胡汤重用黄芩20克，晨起口苦立愈。因为柴胡能疏肝脏，黄芩可利胆府。

3. 胆汁反流性胃炎，就用一味蒲公英30克，既疏肝利胆，还降胃气。凡肝胆有疾，吃饭宜细嚼慢咽，不可暴饮暴食，因为肝苦急，人一着急，肝胆就苦了。

4. 皮肤、眼睛、小便都发黄，重用茵陈30～50克，退黄效果佳。这在《药性赋》讲叫："茵陈主黄疸而利水。"茵陈可排身体的黄水。

5. 胆汁上逆则口苦；胆汁外溢则黄疸；胆汁堵壅在胁下，

则胀满疼痛厌食。有两味药相当厉害，可以迅速拓宽胆管，使胆汁输送通畅，专治胁肋胀满，它记载于《医宗金鉴》上面，就是木香、郁金，可制成颠倒木金丸。

6. 胆主决断。一个人当断不断怎么办？这种情况的物质基础原因，就是胆汁疏泄不顺畅。用香附、木香、郁金，能轻松疏泄胆汁，使人有果断决策。

7. 一个人容易胆战心惊，提心吊胆，听到一点糟糕的事就面色惨白，怎么壮胆呢？细辛一次3克以内，可以壮胆。千万别服用太多，细辛不过钱。它能让人性烈胆大。那些胆大包天的人，一般不是辣椒就是烈酒在支持。也就是说，辛烈的中药可以取代辣椒、烈酒，让人勇猛胆壮。

8. 勇者气行病愈，怯者着而为病。《黄帝内经》两千年前就了生病勇怯论。勇敢人欺病，怯懦病欺人。如果把细辛比作关云长，桂枝汤就是赤兔马。它们一结合，就是《伤寒论》上的当归四逆汤，对于四面楚歌的伤寒、冻疮、冷嘲热讽等逆境，它都可以通过细辛猛将，挥动当归这把青龙偃月刀，骑在桂枝汤这匹赤兔马上，过五关斩六将，英勇无比，胆识过人。这就是壮胆勇敢的神组合——桂枝汤配合细辛！它依据的理论就是辛香定痛去寒湿。桂枝汤这匹赤兔马是辛烈的，细辛这关云长的猛将性也是辛烈的，当归这把刀，更是辛温猛烈的。这个可不是普通的只治冻疮的小方，对于阴寒的癌瘤恶症，这汤方出来，能将它们杀得片甲不留！

9. 唯有英雄祛虎豹，更无豪杰怕熊罴。如果你拿到检查报告单，看到上面数据就脚软，这是怕熊罴了。用桂枝酒，微量服用后，去跑步打拳，擂鼓嘶吼。桂枝酒就是豪杰方！如果你被病苦虐得趴下，痛得无力反抗，甚至有轻生的念头，不要怕！用细辛泡酒，少量地喝，能壮胆，疼痛都不怕了！胆大者痛小，胆小者痛大。

10. 担当是成长的开始。古人讲："同音必同源。"担者，胆也，你没有胆气，怎么能担？你不勇敢，怎么担当？所以，胆小怕事者，桂枝汤加酒煮之；胆战心惊者，桂枝汤加酒煮之；胆弱畏难者，桂枝汤加酒煮之；胆寒怕死者，桂枝汤加酒煮之；胆虚梦鬼者，桂枝汤加酒煮之。一般梦到被鬼追打，乃心虚胆小气怯。一服用桂枝汤加酒，当天晚上，胆大勇猛，常反客为主，逆转乾坤！会出现梦到去欺人欺鬼，快意得报一剑之仇！

第四十篇

胃

1. 胃主受纳。吃撑最伤胃，七分饱最养胃。胃像一个袋子，撑裂后就很难受。吃撑怎么办？服用保和丸。消食化积滞，保护胃安和。

2. 胃分为上脘、中脘和下脘。黄芪配升麻，可以提升胃之上脘；枳壳配蒲公英，可以拓宽胃之下脘；苍术能让中脘膨胀有力。所以，胃下垂的，重用黄芪、升麻；胃动力不够的，用苍术；胃下排力量不足的，就用枳壳、蒲公英。古语讲："中满臌胀者，脾虚不运。"苍术就是补脾健运的。

3. 陈皮和炒麦芽，各10～15克，能开胃，称"保胃气二药"！在外感内伤病方中，加入此二药，常常有奇妙的疗效，能够帮助肠胃运化药力。

4. "饮食自倍，肠胃乃伤。"超载伤胃，用香砂六君子丸。六君子丸让脾胃有力，木香砂仁能消化积气。

5. 四肢皆禀气于胃。当四肢疲倦无力，一般都是肠胃亏虚。用四君子汤加桂枝汤，就能提升脾胃主四肢的力量！凡是体力劳动者，力量要源源不断，这组合就有强肌腱力之效，真正的中医健力宝！

6.《黄帝内经》讲：一年四季，脾胃旺盛，外邪不敢来侵袭，这叫四季脾旺不受邪。同样，淋一场雨，吹一阵风，别人感冒打喷嚏、头疼，你啥事都没有，因为你平时脾胃保护得好。所以，最好的感冒药并不是临时抱佛脚的发汗解表风药，而是平时固本培元，健运脾胃的参苓白术散、四君子、玉屏风散，这些都是培土健脾胃、增加抵抗力的药物。

7.《景岳全书》讲："凡欲察病者，必须先察胃气；凡欲治病者，必须常顾胃气；胃气无损者，诸可无虑。"换句话说，胃气就是人体的抵抗力。有胃气则生，无胃气则死。可见，健胃的黄芪建中汤、四君子汤，确实是王道之方！

8. 慢性胃炎、幽门螺杆菌感染，人以为是细菌为患，真正传统中医却看到是胃的抵抗力下降。被欺负、侵入，不一定是敌人太强大，而是你太弱了。用黄芪建中汤，甘甜益力生肌肉，补中益气健脾胃。再加30~50克的蒲公英。这些幽门螺杆菌引起的慢性胃炎，几乎十有七八能治。

9. 胃主通降，胃以降为和。如果胃肃降功能不好，明显就会发生口臭、胀满、不欲食，这时用枳壳配竹茹，各10~15克，马上宽中降气，令浊阴下行。

10. 胃又称"太仓""水谷之海"。人没精神、没力气、没心情，都要先将胃气调起；否则，弹尽粮绝，这仗不用打了；仓廪亏虚，这病也不需要治了。兵马未动，粮草先行；粮草一断，万众立散。肠胃就是粮草官。所以碰上越疑难的疾病，越要坚守养胃气这条正道。保胃气，乃身体康复的主题曲。像小米粥、淮山粥，都是上等的养胃食疗小方。

第四十一篇

小　肠

1. 肠者，畅也，畅通无阻，人才舒服。俗语讲："肠通腹畅百病除。"又讲："萝卜上市，药铺关门。"萝卜理气，所以这就是通肠法，可以排浊、排毒，身体无毒一身轻。

2. 心与小肠相表里。小肠能将食物充分煮熟、化透，一大部分力量源自于心脏。所以心虚则小肠无力，大便不成形，或吃青菜还拉青菜，化不透。用桂附理中汤，能明显加强小肠蠕动力量。

3. 小肠湿气重，就会泄泻，这叫"无湿不作泄"。一般用苍术配合车前子，一升清，一降浊；一健脾，一排湿。小肠水泄就被赶跑了。

4. 老年人小肠干燥，大便会硬，便秘。平时多吃红薯，能润滑小肠。要不然就服用芝麻糊或蜂蜜水。肠通腹畅，周身轻安。如果配合揉腹、拍打肚腹，效果更好！

5. 肠者，通"畅通"的"畅"，又通"长久"、"长寿"的"长"，还通"正常"的"常"。一个人能正常畅通，才能活得长寿长久。古籍上有这种说法，叫"延年益寿通小肠"。平时揉腹，也是相当好的通小肠的方法。

6. 斤斤计较者，人称为"小肚鸡肠"。一般这类人大便细，像毛笔，应该服用平胃散——苍术、厚朴、陈皮、甘草。古籍讲："肠道狭窄用苍术。"苍术不光能将你肠道变大，大便变粗，它还是一味使"将军头上可赛马，宰相肚里能撑船"的药物。古人送给这味药物最好的称号叫"健脾圣药"！这些神药、圣药、妙药，都要特别留意学习，常常能独当一面，支撑八方！

7. 若要长生，肠中常清；若要不死，肠中无滓。糟粕堵住就是毒，糟粕排空就是补。所以，小剂量的大黄，能健胃通肠，降浊排毒，反而是补药，以通为补也。

8. 治病的心法口诀就是："清气上扬，浊阴下降，水归膀胱，浊走二肠，二便均分，长命健康！"

9. 俗话说"愁肠百结"。一个人忧愁、挂碍后，肠功能会乱七八糟。有个老猿猴，看到自己小猴子被射死，当即咆哮悲痛，倒地而死。众人奇怪，剖腹一看，老猿猴居然肝肠寸断。原来动物亦有母子情，只差有泪不能哭。人以为不卫生的食品是肠道的杀手，殊不知情绪的剧烈波动，才是真正幕后的肠胃杀手王！

10. 木能疏土。治肠别忘了疏肝,各类肠胃炎,神经官能症,以为是肠胃不行,其实是情志不畅。人能少动情绪、不动情绪,遇事不怒,肠胃好得不得了。所以临床上,用四逆散配合四君子汤,是治疗慢性肠胃炎因情绪波动剧烈加重的良方!

第四十二篇

大肠与膀胱

1. 强大心肺升清阳，通利胱肠降浊阴。这是治病的大法则！

2. 痔疮者，忌服辛辣。因为辛辣入肺，肺与大肠相表里。肺热亢胜，则大肠灼伤。如同摩托车机头久不停，火烟筒都会被灼红、灼烂。

3. 乙字汤是治疗肺肠热胜、大便出血、痔疮的神方！用大黄5克、黄芩5克、升麻3克、柴胡3克、当归5克、生甘草3克。

4. 黄连配合败酱草，能清除胱肠湿热。肠中食积腐败，残渣不出，败酱草主之。

5. 舌根部厚腻、厌食、没胃口，乃肠道有积。一味鸡矢藤20克，专消肠道积滞。打粉煮水服，效果更好。

6. 大便秘结者，加火麻仁、炒莱菔子、决明子各10克，善通润六腑。

7. 长期便秘，并不是单纯肠道没力，是上面肺气不够。像这种虚秘，没力量拉大便。重用黄芪补气力，反而有助于将糟粕排去。这叫肺气下达，故能传导。

8. 小便黄赤，纯用泽泻、茯苓、车前子，利尿效果不够理想，这和肺的肃降功能有关。把枇杷叶、牡蛎等降肺之品加进去，身体内如降甘霖，灼热自去。这就是膀胱炎、尿道炎等下病上治、腑病治脏的道理。

9. 老年人拉尿没力，容易尿潴留，如前列腺炎、尿道炎等。只需要用黄芪20克、羌活3克、升麻3克，一补气，一升提，小便就跑出体外去。这在《黄帝内经》叫："膀胱者，州都之官，津液藏焉，气化则能出矣。"

10. 所谓欲升先降，欲降先升；须屈得下，才跳得高；要宣得开，才降得来。膀胱炎、尿道炎等疾病中，水潴留、积液，这些下焦郁堵之症，辨证汤方中加杏仁、苏叶，各5～10克，宣通上窍，下半身排浊功能大提。这叫提壶揭盖法！宣通上窍，则下焦畅通；开发毛孔，则便尿不滞。

第四十三篇

脏腑相表里

1. 心与小肠相表里。心火旺时，常可见小肠热，逼烫膀胱，可见尿赤、尿灼痛，用导赤散轻轻利尿就好了。非常适合勾心斗角、心急火燎、心烦气躁，有口舌生疮、小便黄赤之症的人。

2. 当小肠堵塞时，会引起心烦。交通堵塞急躁烦，肠管堵塞心难安。所以凉膈散或一味大黄10克泡水，通过釜底抽薪，清肠排毒，能让心静身清凉。

3. 肺与大肠相表里。中老年人胸肺喘满咳痰，大便不通时必加重。一用通腹消积的莱菔子，肠通腹畅，少喘少咳。

4. 大热天皮毛大出汗，或者打铁匠、电焊工灼伤皮表，大便必艰难。一用润肺肠的增液汤，大便就会顺畅。

5. 脾与胃相表里。脾主升清，胃主降浊。清阳不升，可用苍术、白术升清阳；浊阴不降，可用枳实、竹茹降浊阴。

6. 清气在下，则会拉肚子，大便不成形，苍术配羌活各

5克泡茶，能让清阳出上窍，服用后大脑会神清气爽；浊气在上，则会胀满、难受，用枳壳、薤白，能降浊、排浊，令浊阴出下窍，服用后会打屁。

7. 肝与胆相表里。胆汁排泄不畅，会影响肝的疏泄。现在，许多人老容易动情绪，不知道被一个小恶习牵住了鼻子，那就是嘴馋吃零食、宵夜等。这些小恶习打乱了胆汁的正常排泄分泌，你的肝就开心不到哪儿去。所以，长寿老人大都是一日三餐，一生平安；性情平和，百病难犯。

8. 人不开心、动情绪后，就会不开胃。因为肝疏泄功能失常，会引起胆汁分泌排泄异常，进而消化不良。所以，不开心吃的皱眉饭，不单没营养，还伤身体。这叫木克土，胃发堵，饮食不化变毒物，再好营养也胀肚。

9. 肾与膀胱相表里。肾气充足，排尿有力量。肾气丸乃治疗尿频、尿冷、尿无力的良方！

10. 多拍打膀胱经或膀胱经刮痧，使膀胱经发汗，可以减轻肾中的尿毒。人以为发汗只是散风寒，解表治感冒。精通《黄帝内经》，就会知道发汗还有强大的帮肾分解汗液、排毒，缓解肾压力的作用。

1. 气能推动生命运动，血可以滋养生命，津液能够承载气血，起到濡养人体的作用。它们是一切生命活动中必不可少的基础。

2. 人健康，气血津液是盈通的。人生病，气血津液是虚滞的。孙思邈讲：能够洞明五脏六腑，气血津液，盈虚通滞，治病用药便了然于胸。

3. 气可推动搬运。人手不能提、肩不能挑，身体弱苶苶，没力气。服用补中益气丸，就能提升身体推动搬运的能力。假如你脸上有暗斑，嘴唇乌暗，明显是瘀血不走，中医叫推陈出新能力变弱。用黄芪配桂枝汤，就能将脸上的陈旧暗斑推走，增强心脏气血推陈出新能力！

4. 如果老年人用力大便都不出来，上楼梯喘大气，这是气主推动能力减弱。用补中益气汤加枳壳20克，可以明显增加气主推动能力，使得二便轻松排出体外去。就像打气筒一样，你没力量往下推，气就挤不出去；又像建筑工地打桩一样，你大铁锤举不高，这桩就打不深。

5. 走路脚迈不开，手甩不起来，这是气不足了。气足像皮球，蹦蹦跳跳；气虚像瘪球，使劲翻都翻不了。一旦服用补中益气汤，配合桂枝汤，走路自带风，讲话有气场；反应会敏捷，做事会麻利。所以，吃得快乐，喝得畅快，拉得痛快，撒得快意，这人体常见的吃喝拉撒，四快一出现，身体一般都不会有什么病变。即使偶有微恙，也很快变好。

6. 压力就像石头，对于力气小的人来说，就会被压垮；对于力气大的人来说，就会被轻松顶起来。补气可以抗压。对于那些抗压能力差，容易消沉，一败就站不起来的，是气主推动力量变弱了。用补中益气汤配合肾气丸，身体就像充足气的球儿一样，耐踢耐打，反弹力好。中医可以通过补气，来对抗压力，道理就在这里。

7. 脚上出现静脉曲张，瘀血回流障碍，这是心脏推动力量变弱了。用桂枝汤，配合四物汤跟牛膝，可以将气血推动至腰脚，使血气回流顺畅，缓解腰脚老化。

8. 如果老年走路迟步了，叫老态龙钟。甚至走路靠挪走，严重的干脆加拐杖、轮椅。这是身体元气推动不了生命的轮子了。常用补阳还五汤，重用黄芪能大补元气，推动身体生命轮子，延缓早衰。

9. 小孩子老长不高，发育阶段胃口差、不长个、总感冒。

这是中气不足，不能推动身体像竹笋那样拔节。这时，用玉屏风散，重用黄芪50克，可以帮助身体拔节，推动身体发育增长。

10. 慢性前列腺炎患者，一般排尿会没有力量。就像厕所冲水没力时，脏垢都冲不下去。人排尿没有射力时，身体的代谢产物怎能充分排出体外。所以，用黄芪四君子汤，配合冬瓜子，补气利尿。慢性前列腺炎，夜尿尿无力的，几乎吃了就会减轻，甚至痊愈。

第四十五篇

气血津液 2

1. 气能够让人温暖。人的体温，就是气的温暖作用的体现。手脚发凉了，煮点姜枣茶一吃就暖。这叫脾主四肢，温暖脾胃，则四肢气足暖洋洋。一个人手脚笨笨不灵活，也可以用姜枣茶，温则灵，寒则拙。

2. 妇女月经来临前，小肚子凉、痛。用一味小茴香20～30克煮水，吃了后肚子就暖洋洋。因为"腹冷小茴香，腹胀厚朴良"。一个人一肚子怨气，讲出的话都让人胆战心凉，可以重用小茴香。牢骚太盛防肠断，风物长宜放眼量。调料里头常有它，就能将肚子里头牢骚、怨语化掉。

3. 头部老是怕吹冷风，一吹就觉得凉飕飕，很痛。用点桂枝泡酒，服用后能上达头面。使得头脑气血温通，冷风不入。那些洗头后忘了擦干，坐摩托车吹凉风后头疼，天气变化后头脑不舒服，都是气主温通能力减弱了。那些脑子里头老没有正能量想法的人，可以用这种方法。

4. 冬天老容易发冻疮，这是体温热气不够，才为寒邪所侵犯。一用当归四逆汤，补够心脏气血，四肢暖洋洋，寒邪不能犯。

5. 人到五十岁，肩周痛，屈伸不利，吹点风就僵硬冷痛，俗话讲"冰冻肩"。这就告诉我们，身体气少、气弱、气虚了，才被寒气、冷气所冻。这时，通过用四君子汤配合桂枝汤。四君子汤给燃料，桂枝汤点火苗。身体阳气内壮起来，肩周就灵活，手臂就不痛，冰冷就解除。凡是身体受冷、受冻、受寒、受凉加重的疾病，都可以用这个温通组合。

6. 老年人膝盖不能打弯，上厕所都蹲不下，这叫老寒腿。《黄帝内经》讲："阳气者，精则养神，柔则养筋。"用桂枝汤配合养筋汤，利用桂枝汤给筋骨加温，养筋汤给关节点油。这样，关节就会慢慢回归有力灵活，延缓衰老、迟步。

7. 老一辈的人生活辛苦，家庭压力大，常背弯、背冷痛，后背心彻夜不舒服。《难经》讲："血得温则行，得寒则凝。"后背的气血，因为劳损、受凉后，就凝滞。这时，用桂枝汤加背三药（防风、姜黄、小伸筋草），能轻松去掉背寒，疗愈背痛。

8. 腰部冷的，绑几条毛巾都不管用，觉得好像撑不起上半身，老想卧躺。这是命门火力不够，湿冷进犯。用肾着汤加腰三药（黄芪、杜仲、枸杞子），腰部的凉冷感很快就去掉。腰肾被寒气捆绑、附着的现象也没掉了。

9. 人疲劳后吹阵风，睡个觉醒过来，脖子僵硬了，这叫冻僵了。只需要补阳气，让脖子温通，立马就松了。用桂枝汤加颈三药（葛根、丹参、川芎），常常一剂知，二剂愈。用一句话来形容这组合方的效果叫："昂首挺胸做人，热情奔放付出！"

10. 吹一阵冷风就拼命打喷嚏，是肺的温度不够。用桂枝汤加苍耳子散、玉屏风散，提高肺开窍于鼻子的温度，寒气就侵犯不入。这叫"温通则气畅，寒痹则喷嚏"。人胆小，容易受惊，风吹草动反应就大，属于敏感人群，出现各种过敏性鼻炎、皮肤病、肠炎，都可以用这个温通大组合。

第四十六篇

气血津液 3

1. 人活一口气，防御外邪靠气血。动不动就喷嚏感冒，是气的防御作用减弱。用姜枣茶送服玉屏风散，可以增强人体卫外金钟罩，加强身体抗病防御能力。

2. 人身体虚累时，洗一下冷水澡，毛孔收缩，筋骨都痹痛，这叫水寒入骨。用麻黄附子细辛汤，可以温壮筋骨，提高肌表防御能力。那些体虚又常跟水打交道的人群，容易寒湿入骨。提前知道麻黄附子细辛汤，就可以减少老年骨痛伤。

3. 清晨外出，感受雾露之邪，会头晕、怕冷、身酸重。服用浓浓的姜枣茶，可以起到加强皮肉防御卫外功能。浑身暖洋洋，寒气随之散。姜枣茶无疑是常冻空调房和久坐受凉人群的防风冷盾牌。以前古人食寒饮冷、冒雨淋水、风餐露宿，靠的就是姜枣茶提高抵抗力。

4.《黄帝内经》讲："邪之所凑，其气必虚。"邪气能够侵犯身体，在体内安家落户，必定是正气亏虚，失去了防御能力。所以在治疗子宫肌瘤的桂枝茯苓丸里，加大剂量生姜、大枣、甘草、山楂，能够大大提升疗效，起到足气消积之效。

5. 大家别小看生姜、大枣这组药。姜者，边疆也，它能提高皮表卫外能力，它是黄色的。枣者，早也，它能提前将粮草早早准备好，它是脾之果，能满壮仓廪，它是红色的，能让肌肉饱满。这对药一组合，就是生姜壮气，大枣补血，让气血红红火火，身体健健康康。哪个人如果觉得气运不佳，倒霉连连，记性下减，郁闷难言，就服用这红火汤！既甜又辣，甜让人有力，辣让人有勇。有勇有力，何患厄运不去！

6.《黄帝内经》讲："头痛耳鸣，九窍不利，肠胃之所生也。"可见，九窍肌表防御能力，全在肠胃上面。那些善治病的人，都是善保护调理肠胃的高手。肠胃乃人体防御力之源。所以在玉屏风散、桂枝汤里头，加些焦三仙、陈皮、炒麦芽等，可以明显增强运化，加强身体防御能力。这就是许多四季感冒茶里头要加助消化药物的道理。消化好，病魔少；消化好，防御高。

7. 慢性跌打伤老好不了，活血化瘀药里头常要加大量黄芪、防风。原理是气足后，能将瘀血顶出体外。像中风偏瘫的补阳还五汤，重用黄芪，能将入骨风邪顶出皮肤。

8. 如果局部烂疮口，流脓水老不收，就要重用黄芪。《神农本草经》讲："黄芪主痈疽，久败疮"。有个小家伙，小腿的疮烂到见骨头，吃了几十斤黄芪，一个多月，硬生生将肉长出来，还没留下后遗症。刚开始连医生都认为这条腿黑了就锯掉，然而就靠重用黄芪，配合八珍汤，把气血养饱满，将疮毒洗刷掉了。

9. 有个老妇女，吹阵风眼泪就哗哗流。建围墙可以防风，那培土补气的玉屏风散，不正可以治疗迎风泪涌吗？于是用玉屏风散，重用黄芪80克，配合四君子汤，三剂就好了。可见，《神农本草经》讲黄芪主"大风癞疾"，真神验也！

10. 有个小毛孩，鼻水常流到下巴来，大半年反反复复，不能根除。一用黄芪50克，配合姜枣煮浓茶，吃了半个月，自此以后胃口好，鼻水少，大半年都没怎么感冒。《神农本草经》讲黄芪主"补虚，小儿百病"，这真是千年经验之谈。只要体虚防御功能下降的，重用黄芪就能提高防御能力。

第四十七篇

气血津液 4

1. 人生下来，会握固，真气足；人死时，手松了，握不了，叫撒手西去，真元散失。

2. 有个六十多岁的大叔，半年前突发没力，毛巾都拧不干。人要趴着吃饭，因为一端起饭来，一不小心就失控、握不住，饭碗就掉地上。结果，服用补中益气汤，重用黄芪80克。三剂药后，手能拧毛巾，连服三十剂药，握力回来，吃饭能端碗，不再摔碗。

3. 小孩子不管醒着、睡着，好像毛孔有漏洞一样，汗出流水，止都止不住，这叫气不摄津液。服用黄芪口服液，或浓煎黄芪水，漏汗就得到固摄了。固是巩固，摄是摄住。一个人自制能力强，穿针引线手稳定，风声鹤唳心不惊。这都是气固摄功能强大的表现。胆小、爱看鬼片、惊慌失措之人，像惊弓之鸟一样，这都要重用黄芪升阳举陷，提高气主固摄能力，一般人就吓不了你。

4. 有个小家伙学人炒股，亏了几万块，整天手发抖，控都控制不住。一重用黄芪桂枝汤，黄芪使气主固摄作用加强。桂枝汤走手臂，使阳主固密作用增强。七剂药还没吃完，几个月的手抖就好了。人疲累时，拿东西容易抖，或中老年人体虚，身体稳不住，都需要大补气阳，使身体固摄作用加强。黄芪桂枝汤能让人气定神闲，让人由定发慧，让人心定手稳，气足手巧。

5. 常有老人去赶集，忘了要买什么，回家又记得了。筷子夹菜，夹到一半就掉了。我一给他重用升阳益胃汤，手有力了，脑子记性也好了。丢三落四，人容易忘词，也属于记忆片段固摄不住，叫气不固神。用补气阳法，可以令脑子固摄记性变强。这无疑就是那些不上心、没记性、老忘事的人的福音。

6. 小孩子遗尿、尿床，这是肾与膀胱固摄功能不强。重用黄芪、牛大力、金樱子各20～30克，可以轻松帮忙固摄肾气，使尿水不容易遗漏。

7. 养生招法有三：一曰叩齿；二曰握拳，又叫握固；三曰五趾抓地。这三招能延年抗衰老，就是在提高气主固摄能力。以前的修道人，他们上厕所都咬牙握固，脚上五趾抓地。这样，到老都不容易有脱肛、胃下垂、沮丧、短气的烦恼问题。

8. 有没有一个方子，能专门固摄身体精血，使人不容易耗散呢？张仲景《伤寒论》上的桂枝加龙骨牡蛎汤，专门对治的就是失精家。不管你是遗精、滑精，还是小便失禁，或是汗漏不停，这都是精华外流，身体阳气固摄不住。善用此方，能固摄气血津液，使人精神专一不散。这是一个止漏增元、百日金刚的方子！

9. 人劳累后，皮肤肌肉或者鼻子莫名其妙出血，这叫脾不统血，是脾胃的气力固不住血溢。只需要服用归脾丸，就能将血液固住。

10. 人往往越劳累的时候越急躁。劳则气耗，气耗便固摄不了神志。脑子像开快车，停不住，睡不好觉。一位软件工程师，大半年失眠，人焦虑到极限，抑郁轻生，生不如死。结果，用补中益气汤服用十五剂药后，全部症状都消掉了。为何补中益气汤可以治疗如此顽固的失眠焦虑、神志浮越呢？因为气主固摄。气足后，自然神不浮躁，气沉丹田，自然有助睡眠。

第四十八篇

气血津液 5

1. 气有气化作用。就像水得到阳气后能蒸腾，润泽于天地间。通过气的运动，能产生各种变化。人能荣光焕发，面色光泽，皆是气化之功。食物煮熟了，营养输送了，糟粕排泄了，这都是气化之效。

2. 年老食物消化不好，是脾肾气化不了。用附子理中丸，有助脏腑运化食物之功，非常适合年老胃虚肚冷者，像釜底无火，锅内食物不熟一样，一旦添柴加火，锅饭自熟。

3. 气化的最常见形式就是升降出入，又叫气的运动，称作气机。气能升，人就有精神；气能降，人就没烦恼。所以，桂枝汤是提神汤，二陈汤是除烦汤。

4. 脾主升清，胃主降浊。脾胃就是个中轴。轴动则轮行，轴滞则轮停。补中益气汤能加强脾主升清功能，使得七窍灵敏；麻子仁丸能提升胃主降浊能力，使得二便通调。

5. 黄豆在石磨里反复磨，就能磨化成浆汁，容易为人体吸收。人体的气，就像来回运动的石磨，赘肉脂肪就像黄豆。石磨旋转有力，黄豆化为积粉；元气充足饱满，脂肪、血脂也会被炼化成浆，为人体吸收。所以，肾囊肿的，常用肾气丸；胃息肉的，常用补中益气汤。加强气的运动作用、气化功能，息肉囊肿就会像豆粒被磨化一样消掉。所以，没有难磨的囊肿、脂肪、息肉，只有元气、正气的力量不够。

6. 常人恐惧的血糖高，这只是果，脏腑气化不够才是因。古今医学共同认为，慢性持久的耐力运动，能稳定有效地将糖脂运化掉。这就是习劳炼武的好处，可以增强气化能力，将残渣糟粕炼去。所以说，炼钢炉火力足，不怕废铁多，炼不熟。所以，临床上常用肾气丸配合附子理中丸，能提升脾肾炼化糖脂的力度，能增加身体气化火候。

7. 有患者，清晨一起来就拉肚子，大便不成形，叫作五更泻。为何食物煮不熟，只源气化不够。所以用附子理中丸，配合四神丸，一吃肚冷泻就好了。可见，并非食物不干净，实乃肠胃缺把阳火后劲。阳火够，自然熟。

8. 广东人叫作"文火煲好汤，慢火煲靓汤"。能够将食物煮熟煮透，为人体吸收，靠那团阳火。所以，碰到没食欲，体力不够的患者，要想起"心主食欲，火能生土"。给他一用桂枝汤，心火就升起来，气化作用就加强。残渣转为精华，食积变为体力，水湿化为津液。这都是阳主气化作用。如果同时配合晒太阳天灸，效果更理想。可见，并非身体积滞病气多，实乃阳主气化功能不够。

9. 天气转冷，患者腰痛得直不起，整个背僵硬，转动不了。腰为寒湿捆绑，如何增加腰部阳主气化功能？直接用大艾条灸命门！结果，一条没灸完，腰就松软，转动灵活了。可见，脏腑需要的不多，它只要阳主气化功能足够。一根艾条，可以让僵硬的人恢复松软，能够让迟滞的血脉变得通畅。所以那些反应迟钝，心脑不灵活的人，都需要好好提升阳主气化功能。

10. 有个肾囊肿积水的患者，百般求医乏效。结果，在太阳底下每天日行七公里，一个月后积水居然不治自去。他惊讶问为何？我说："阳主动，阳主气化。你的毛巾再湿，半天的太阳可以把它变得干爽，你脏腑湿沉积液汪洋了，通过不断地温阳气化，也能渐渐将积液、囊肿蒸发掉。"所以，只要阳气够，病理物质也可转化为身体正能量。这就印证了气足百病除的道理。

第四十九篇

血　液

1. 营卫出中焦，血气出脾胃。归脾丸、当归补血汤，都能够迅速帮助脾胃将食物营养转化为气血。所以，中医治血虚不是单纯补血，而是提高脾胃造血能力。

2. 靠补血输血，只能靠一时；靠自身造血、生血，才能靠一辈子。血乃所生，脾胃是能生。治病必求于本。脾胃不好，血永远虚少。

3. 血主滋润。皮肤变苍白，没有血色，黄芪、当归主之；人一听到大事、祸事，就脸色煞白，平时要服归脾汤，内壮血气；遇到一点小事、琐事，就焦虑睡不着，心脏缺血，就要服用酸枣仁汤，血得到补充，就能滋润心脏，安和神志。

4. 肝受血而能视。凡近视、白内障、眼花、视物功能下降、飞蚊症，都有一个共同的原因：肝缺血了。所以，四物汤是补肝明目第一方！因为它能养肝血。

5. 那些对视力要求很高的职业——司机、程序编写员、高空作业者、射击运动员、军队里的狙击手，还有实验室里头要精益求精、观察显微镜的科学家。他们在四物汤的加持之下，眼睛都会更明，反应都会更灵。它不仅能简单地让人目暗恢复光明正常，还能让人变得内壮雄强。在气血充沛的情况下，原本母鸡般的视野，抬头不见百米，居然可以转变为雄鹰般的视力，俯视能观千尺。

6.《黄帝内经》讲："足受血而能步。"人衰老的一大标志就是脚软、脚弱、脚没力，腰酸背痛脚抽筋，走路步履蹒跚，行步老态迟钝。这时，就用四物汤加牛膝，可以引血下行腰膝。那么，走路带风就能逐渐做到，大步流星也不再是个梦，步履轻健指日可待。可见，延年抗衰老，血气不能少。血气一衰少，人就很易老。那些靠腿脚吃饭的人群——快递员、跑步运动员、长途奔袭的士兵、翻山越岭的工人、跑腿的店小二、送信的邮差，他们如果没有一双轻便的腿，这口饭就很难吃。而中医这个医理和汤方，无疑就是他们拥有一双好腿脚的后力补给，背后支撑。

7. 掌受血而能握。老年人拿东西老容易掉，就像树老掉叶，离枯死就不远了。这时，通过四物汤加桂枝汤，可以增强老人双手握固能力，延缓生命凋零。那些握手没力，握劲退失，手如棉，一生不动刀和镰的养尊处优之人，相当适合桂枝四物汤。四物汤补足血，桂枝汤能将血引到双手去，使握力增加，生命更有质量。所以，对于那些白手起家，靠心灵手巧吃饭的人，比如搬运工，打算盘的掌柜，以及开车抓方向盘的司机，打字的听打员，拉纤的船夫，炒菜的大厨，他们都要好好提升掌力，就能将事业做得红火上去。这桂枝四物汤，无疑就是提升掌力的上上药方！

8. 指受血而能摄。手指得到充足气血，他不管是拿捏毛笔写字画画，还是弹吉他、钢琴搞音乐，或者吹笛子、握箫管，甚至医院里做最精细手术的医生，以及知足堂里头做足底点穴按摩的人来说，用四物汤配合补中益气汤，能直接将气血贯通到肢末去，使手指灵敏而有力。

9. 耳受血而能听。那些顺风耳，听力非常好的，号称耳聪目明，大都是年轻时气血旺盛所致。随着气血亏少，视力、听力就障碍了。所以用通窍活血汤，能轻松让血气充足，上达清窍，获得耳聪目明、头脑灵敏的果报。对于老年痴呆、窍闭失灵之人，无疑是天赐妙方。

10. 鼻受血而能嗅。那些嗅觉灵敏的人，常常是精血旺的。据说，狼狗如果大失血后，嗅觉大降，就辨不出精细的气味了。中医通过葛根汤配合四物汤，能让嗅觉灵敏，鼻窍通达。

第五十篇

经 络

1. 不通十二经络，开口动手便错。

2. 经络系统内属于脏腑，外络于肢节。通过按摩肢节，能够让脏腑吞吐有力；通过汤药调理，内壮脏腑，能让肢节变得有力。所以，内病外治，外病内治，它的最大理论体系支撑就是经络学说。

3. 经络所过，主治所及。人体经络走势必须烂熟于胸。经络像河流，它所经过的地方出问题了，就得从上下左右、来龙去脉上去疏导，比如胃胀痛，你到胃经联络下来的足三里针刺点按，胀气就消散了。下病上治，上病下治，最强大的理论依据就是完美的经络学说。

4. 人的大脑兴奋，睡不着觉。在涌泉下面搓按，或敷贴吴茱萸粉使气往下走，觉就好睡。就像电梯一样，只要通畅了，在地下室一按，十二层楼上面的电梯都会下来。所以，脚底按摩能治脏腑诸病，最强大的理论依据后盾乃经络学说。

5. 人体在百会上面艾灸、拍打、敷贴，有助于肛门、胃、子宫收缩不下垂，叫"提气的百会，升阳的头顶"。通过按摩治疗头部，让脏腑下垂的病症得到舒缓，这种头部疗法的强大理论依据正是经络学说。

6. 在发达的城市，经常可以看到有按摩店、踩背店，人们排着队甘愿被踩、被拍、被扁（"扁"通砭石的"砭"）。而且人们拔完罐被踩后，还身心舒畅，微笑给钱。原理是，人体背部有大量脏腑的腧穴，可以补益脏腑，疏通阻滞。踩背疗法、拔罐疗法，强大的理论依据无不是经络学说。

7. 患者老寒腰或老寒胃，但凡七年老寒病，用三年的陈艾制成大艾条，熏蒸肚脐、关元、气海和后背命门，胃冷、腰酸之症俱除。这种"癌症疗沉疴，火攻去冷疾"的理论依据，便是经络学说。通过经络传感，让火力往脏腑里钻。

8. 经络者，所以决死生，除百病，调虚实，不可不通。它就像国家的交通运输道路，想要脱贫致富，先要修路；想要寿康，经络先要通畅。

9. 肝开窍于目，肾开窍于耳，肺开窍于鼻，脾开窍于口，心开窍于舌。脏腑跟五官七窍建立联系，就是经络发挥作用。你用四物汤补血，眼睛还不够亮，拍通肝胆经眼睛就更亮了；你用玉屏风散补肺，鼻子还塞，拍通手太阴肺经，鼻子马上开来；你用地黄丸补肾，耳朵还嗡嗡响，用空心掌拍打足少阴肾经，耳聪目明都不是难事；你用四君子汤健脾，口还流清水，拍打脾经，口流清水马上减轻；你用通窍活血汤治疗中风偏瘫后舌头不能讲话，这叫窍闭神郁，神不导气，这时拍通心经，舌头会更轻灵，言语、音声会渐渐出来。所以，用药时常虽辨证对位，却没有理想之效，有一个重要原因就是没有通开经络管道。

10. 经络里头有经气存在。经气虚，百络闭；经气充，千络通。所以，让经络通畅之道，不单考验你会不会拍打疏通，更考验你有没有功夫养气。

第五十一篇

穴　位

1. 在经络上面，密布有孔窍、穴位，是脏腑经气输注到体表的地方。所以，穴位又叫腧穴。大凡穴位，都有疏通上下左右深浅的功用。人的自发搓搓摩摩，点点按按，就有疏通经络、带来快活的效果。而点拨、指点，能让人茅塞顿开，就是从穴位学说里头来的。

2.《千金方》讲："凡诸孔穴，名不虚设，皆有深意。"各类经络穴位，古人绝不会轻易命名，必有深层次的玄机在那里。比如，眼睛的睛明穴，做眼保健操必点按的地方，它能让眼睛光明；脸上的四白穴，它能让脸部四面八方变得白净、好看；耳朵的听宫、听会穴常按，既能耳聪目明，也可以提高记性，可聚精会神，把知识收入耳朵宫殿来，而不会水过鸭背，左耳进，右耳出。弹琴不入牛耳，听不进良言善语，就可勤按听宫、听会二穴。这都是穴位的近治作用。

3. 当头部疼痛像放电一样，就找手上列缺穴。列缺是闪电神，专治各类神经像电一样传感痛的，比如三叉神经痛。

又有口腔溃疡、厌食，对谷物不感兴趣。面口合谷收，找合谷穴，能治五谷杂粮消化不良引起的三高、五高诸病。古人已经透露，此穴能治疗血糖上飙的疾患。

搬东西闪了腰，灸大腿弯处的委中穴，一针就好。这就是膀胱经连腰背，就是穴位的远治作用。

4. 感冒发烧时，大椎刺络放血，有退热之作用。月经闭住不来，血海刮痧，有满血涌出之效。走路上气不接下气，气海拍打，有纳气归田之功。颈部僵硬，屈伸不利，手上后溪下针，能轻松解决颈椎病、落枕。这就是穴位的特殊作用。

5. 中医的穴位学说，跟民间风水峦头派的取象喝形相通应。比如，某些地方叫狮山、象山、大鹏鸟山，必定有其形象所在和神韵所藏。像我五经富镇，有虎山，有龙山，遥远望去，就有虎踞龙蟠之象。身体的名穴就像大自然的风水宝地一样，有藏风聚气之效。比如乳根穴，此处点按，能让乳房结聚消散；脊中穴，此处能让僵硬的腰脊变得灵活。这就是根据所在部位命名的穴，在这个地方点穴，就可以主治这地方周围的问题。

6. 我为肝硬化腹水的患者治疗，叫他专注在肚脐下的水分穴艾灸，半个月腹水就消下去了；我让喘气的患者拍打后背肺俞，不到半个月，气喘病去了七七八八；我让弯腰驼背的人，多撞背部的天柱，伏案工作、郁闷的副作用就消除了。这些穴位都是根据其治疗作用而命名的。水分能让水肿、水液分流走，肺俞可使肺部气喘、气闷变得舒服，天柱可以使胸背腰脊塌陷驼弯的沮丧人群找回自信，顶天立地，如同顶梁柱。

7. 有时，只知道穴位的定位和主治还不够，还要通《中医基础理论》，这样你就会用穴如神。譬如筋缩穴，常人只拿它来治抽筋，我却用它来抗衰老，因为人老就是一个萎缩的过程。这叫"穴往大处发，义往深处挖"。你看，人年老了，眼睛会花，是神经萎缩了，筋缩穴一下手，多撞背、搓背，就可延缓眼力退化。你如果不通肝主筋，开窍于目，你就不知道筋缩穴还可治肝萎缩、胆绞痛缩窄，以及人体睾丸痛、受冻萎缩的一切疾病，这里都能让筋缩得舒展。所以，学好穴位，功夫就在《中医基础理论》。

8. 还有些穴位，它是利用天体地貌来命名，所以你要仰观天文，俯察地理，你才能挖掘到穴位深藏的奥义。比如涌泉，在最下，好像山下出泉一样。山下不出泉了，堵住了，草木就会枯萎而死。人如果老不赤脚、不跑步，就容易神疲乏力。泉有个特点，你常打它，它就常通；你不打它，它就堵壅。所以越赤脚，越有力量。就像西方神话讲到，当大力士脱离地面时，他将变得手无缚鸡之力。所以人不接地气，疾病就会变得很难痊愈。你再看肩井，是肩上可以打井的地方。武术家有

"肩井对涌泉，精气神绵绵"的说法。现在人肩不能挑，体力就会日渐缺少。从这泉井穴位，就可得出"肩挑腿跑身体好，泉井堵塞身体糟"！

9. 利用动植物名称命名，比如伏兔，这个地方跪坐的时候，在膝盖上面有肉隆起，像兔子匍匐在那里，形容非常稳定牢靠。所以，人容易着急、按耐不住，就要起用伏兔之穴。大凡动物潜伏下来隐蔽牢固者，莫过于兔子。通过打坐或跪坐，就可以打通伏兔穴，让人性静情逸，用心坚固。更有膝盖下的犊鼻穴，它像鼻子。你看牛不肯动了，一牵鼻子它就走，它可不是简单的治鼻子的穴，它是人体动力穴。你看，人走路都是鼻子在最前面的，当膝盖犊鼻穴抬不起时，鼻炎必难治，嗅觉必失灵。人膝盖无力，坐下去不想起，勤按犊鼻穴就能帮你。至于治疗各类鼻炎、气喘、呼吸无力，更是它的拿手好戏。

10. 穴位还有借助建筑物来命名的。有人讲："远取诸物，天体日月皆能为我所用；近取诸身，家具房屋皆能成为我的手足臣使。"

所以，当一个人毛孔不开，或眼口开合出问题时，你就找有门的穴位，凡是跟门有关的，都能主开合。比如哑门主声音开合；命门主生死开合；石门穴主筋骨开合，对治遗精奇佳；云门主气魄开合，哮喘呼吸不利，拍打它效果最好；梁门主粮食开合；冲门主情志开合；风门主邪风、毛孔开合；耳门主听觉开合。

　　当然，还有大量的以仓库、房舍等命名的穴位，都有深藏意义。学习时不可蜻蜓点水，一带而过，必须深入挖掘，方能淘到宝藏。

第五十二篇

病因与发病

1. 生病的原因多种多样，总离不开外感六淫、内伤七情、饮食不调、劳逸过度、作息无节，以及各种外伤、虫兽伤等。养生从这些方面下手，饮食有节，起居有常，不妄作劳。

2.《黄帝内经》讲："风雨寒热，不得虚，邪不能独伤人。"这是说，刮风下雨，寒来暑往，你不是气血虚在前，这些外环境变化伤不了你。所以，我常用四逆散配合四君子汤，补虚解郁，通治绝大部分天气变化加重的恶病。比如关节炎、头疼、哮喘，常有奇效。

3. 为何有人被雨淋一阵子就头晕感冒？我们被淋透了还在干活，照样没事。因为我们是快乐地干活。当你郁闷时，吹阵风都感冒。快乐地泼水或做漂流时，淋透身子都没事。可见，疾病的正因有时并不是风雨寒暑，而是你心不乐。

4. "生病起于过用。"《黄帝内经》这六个字，把万病之源都讲透了。假如你不久视伤血透用眼睛，假如你不久卧伤气，假如你不久思伤心，假如你不熬夜伤肾，假如你不邪淫伤精，这几点令行禁止、言听计从做到了，哪会有什么难缠的万病呢？

5. 六淫邪气是风寒暑湿燥火，七情内伤为喜怒忧思悲恐惊。外感六淫之气要治风，内伤七情之疾要调气。懂得调气祛风，已入中医之门。

6. 孙思邈讲："万病横生，年命横夭，多由饮食之患。"有人狭隘地认为饮食营养不够或食物不够干净，才发病。这只是饮食养生的一小方面，冰山一角而已，还有更大方面，你有没有按时进餐？一日三餐，一生平安。你有没有七分饱？你有没有细嚼慢咽？你有没有远离生冷零食和垃圾食物？饮食调好无恶疾。这都不是宣传广告，里面的内涵太丰富了。

7. 我们讲劳逸过度，大家只认为过度疲劳会生病，不知道过度安逸更会生病。养尊处优百病多，吃苦耐劳身体好！我常碰到养尊处优的患者细皮嫩肉，不耐苦劳，贫血头晕，吹阵风就打喷嚏，吃点凉的就口流清水。一用黄芪建中汤，就好转。

8. 当然，发病也有各种环境因素，比如，清远石灰岩地貌，人都患结石；西北高原，肉食奶酪重，人多患疮痈包块；南方低湿，人多患皮肤病、湿疹；还有闹市，人多犯心烦失眠焦虑之病。山环水抱之处人长寿，山斜水走的地方人短气。可见，不仅地灵人杰，地灵人也健。根据这个原理，碰到一些当地难治的恶病，可尝试换个地方居住，这是一种地域疗法。我让风湿痹痛的湛江患者，换到内地住就好了，用的就是升阳除湿的地域疗法原理。

9. 根据这些病因、发病原理。我们总结出养生十六字诀：少荤多素、坚持徒步、劳逸适度、遇事不怒。

10. 当各类恶病你都弄不清原因，百医束手时，不要紧，孙思邈还提出一条活路，就是入深山，找到风水宝地，环境优雅，面朝东南的地方，在那里过上的生活：美其服，甘其食，阅其古书，积其功德。这样自然能达到孙思邈所讲的："道德日全，不祈善而有福，不求寿而自延。""德行不克，纵服玉液金丹，未能延年。"

第五十三篇

病因1——邪正盛衰

1. 病机就是疾病发生发展变化的机理、机要。《阴符经》讲："动其机，万化安。"你能洞察疾病机理，各类治疗方法变化，你就都了然于胸了。所以，病机这一篇读透了，就可轻松临床治病，赚取口碑。

2. 《黄帝内经》讲："邪气盛则实，精气夺则虚。"如何判断邪气实还是精气虚呢？《脉法诀窍》讲："脉之有力无力，以为辨别。"按下应指有力为实，按下软弱没劲为虚。

3. 一般早期、中期的病，身体有剧烈的反应。比如，食积、痰饮、瘀血，多属实证。晚期长久的病，反应不剧烈，人劳累没劲，大都属于虚。所以，初病常要疏利肝肠，治其实；久病都要培补脾肾，调其虚。年轻人得病，多疏利肝胆；老年人得病，多强壮腰肾。

4. 虚实没有绝对划分。外感邪气久不愈，就会得顽固咳嗽、食积、痰饮病，这叫风寒不醒便成劳。同样，长期劳损体虚后，水津运化不了，就去变成痰饮瘀血等病理产物，这叫因虚成积。因此，虚中夹实，实中夹虚，错综复杂，治法要补虚却实，调理中焦。

5. 我治疗常见的子宫肌瘤，身体不虚，瘤就不会堵在那里，堵久了，就成一个实积包块。于是，我让患者用八珍汤加桂枝茯苓丸交替服用，边补边消，连补带消。这样，消积不伤正气，扶正有助消积。治病没什么秘诀，就是灵活控制好补虚和消积的火候。

6. 像过敏性鼻炎、荨麻疹、哮喘，这些风吹草动、天气变化、情志波动就容易引发的常见病，为什么用抗过敏药或祛风药，总是短期疗效尚可，而一不小心又发病了呢？原来，古人讲，光祛其邪风，不培补正气，邪风去后还会再回来，即不患邪之不去，而患邪之复来。像光打匈奴，不建长城守卫，这匈奴之患，还不能根除。所以治疗急性过敏病转慢病，持久不愈的，这叫正虚邪欺。我们用玉屏风散配合桂枝汤，扶正祛风，便把疗效稳固了。

7. 胃炎患者，久服消炎杀菌药，非但炎症不消，胃还下垂了。转用半夏泻心汤，有人参、甘草、大枣来扶正。正气不虚，邪气不侵。居然一方得愈。可见，正胜邪退，才是王道。

8. 老年人长期便秘，泻药都泻不动了。这是正虚不运药。一用补中益气汤，大便顺畅。真是一正驱百邪。排便靠的是正气，而不是泻药。

9. 糖尿病、心脏病、精神病，这都是世界难题。为何这些疑难恶病说来就来？就在"正虚邪欺"四个字。所以，治糖尿病不在降糖，而在扶正；治心脏病不在化瘀，而在强心；治精神病不在镇压，而在扶正。正胜邪自退。所以碰到奇难怪病，古人用顺天疗法：朝服补中益气丸，助阳气蒸腾、生发；夜服金匮肾气丸，助肝肾归藏、温化。如此就常常在调理慢性疑难病中，立于不败之地。这是我阅读大量古籍跟临证试效的一点小心得。你可以去看，内科书籍近百种常见疑难病，发展到后期，几乎都是脾肾两虚这个病机。补中益气汤就是朝培脾土，金匮肾气丸就是暮养肾精。

10. 落后就要挨打，亏虚就要受欺。想要有好身体，唱扶正主题曲，这就是对邪正盛衰病机的高度概括！

病因 2——阴阳失调

1. 阴阳一调百病消。可见，阴阳失调是致病原因，调和阴阳乃疗愈大法。故张景岳曰："医道虽繁，而可以一言蔽之者，曰阴阳而已。"

2. 阴阳偏盛百病生。《黄帝内经》讲："阳盛则热，阴盛则寒。"吃煎炸烧烤忘了喝水，脸上就长疮，眼目就发红。这叫阳胜则热，热毒成疮。一用黄连上清片或三黄片，吃一两次，泻热解毒，疮去病除。那些脾气大、身体差的人，鞭炮性子，一点就爆，碰到事情急躁烦，这些无一不是犯了阳盛则热的中医戒条。这些阳亢热火众生，几乎都适合服食莲子心茶或大黄薄荷水。

3. 阴盛则寒。吃冰冻饮料、生冷瓜果，吃久以后，小肚子会凉，手脚不温。弄点姜枣茶或附子理中丸，一散掉阴寒，肚子就春暖，手脚脸蛋就花开。那些笑不出来，皮笑肉不笑，人体僵硬冷漠的，讲话让人寒心的，没有不是犯了阴盛则寒这条戒条。所以，阴寒众生几乎都适合桂枝汤、姜枣茶或理中丸。

4. 阴阳消长。阳长则阴消。人脾气大，火气大，明显口干舌燥，音声嘶哑。用玄麦甘桔汤滋阴养液，则阳火潜藏，脾气变善，咽喉滋润，口舌生津。所以，刚强嗔怒患者，你在汤方里头加进玄参、白芍、麦冬、五味子、石斛等阴柔养液之品，发脾气就不会那么频繁。就像森林雨水足，就不容易着火；人体内津液充盈，谁愿意老发火。故曰："降火在滋阴。"

5. 阴长则阳消。喜食凉果，爱饮冻品，贪卧空调房，这些阴寒日盛后，人脸上会变白或灰暗，那股红光润泽的阳气会渐渐减少。阴者静也，阳者动也。所以那些懒惰、偷闲、图安逸的人，他的阴气就在增长，阳气就在消减。结果，越懒越衰，越衰越懒，越不动越不能动。像中风患者，越卧床，越起不了床。所以，我用补阳还五汤，重用黄芪80克，补气阳，让偏瘫的废体挂在直立墙上。半年多不会走路的，半个月就能扶着走了。所以我认为，中风不是最可怕，中风后好卧不好动、阴长阳消最可怕。

6. 阴阳偏衰恶病生。阳虚则寒，阳虚则阴盛。中老年人阳寿越来越短，明显就会出现面白身冷，舌淡脉迟，一派阳虚则寒的现象。他们喜欢卧不喜欢走，晚上夜尿频多。所谓"想想当年迎风尿千丈，而今顺风打湿鞋"，尿无力、尿清冷，也是阳虚体寒或力不够的衰老表现。所以用金匮肾气丸，一服用，水液化了，小便暖；膀胱蒸腾，夜尿少。脾肾温暖，四肢不寒；阳气增长，面也红光。所以，一切年老，不管是阳虚致阴寒，还是受寒日久导致阳虚，一派衰老不动之象的，都适合用金匮肾气丸。因为，人体衰老，肾阳减少。即叶天士讲的："若人向老，下元先衰。"

7. 阴虚则阳亢，又叫阴虚则热。汽车能够长途地跑而不烧机油，第一是有足够的汽油，第二是水箱的水必须足够。当水箱缺水时，机头就会发热；当人阴液不足时，就像更年期妇女，月经血水来不了了，就会出现五心烦热、骨蒸潮热、面红火热、咽干口燥、消瘦、烦恼等阴盛则热的现象。这时，就用生脉饮、玄麦甘桔汤或甘麦大枣汤、百合知母汤等滋阴养液之品，使得阴水足，则烫火除。

8. 阴损及阳。人大汗后，会疲累不想动，服生脉饮，人就有力了。人献血、抽血后，会怕冷，服姜枣茶就暖回来了。人拉肚子频繁后，肛门脱垂，站不起来，服补中益气汤，就有力站了。人邪淫伤精、房劳过度后，晨起会打喷嚏，吹阵风就反应剧烈，服玉屏风散就好了。这都是阴性物质流失，拖累到阳气生化不足的现象。故曰："无阴则阳无以生。"就是说没有阴水，阳动的鱼儿怎么存活得了？

9. 阳损及阴。阳气虚损，阴液反而生化不了，这叫"无阳则阴无以化。"如同我治肝硬化腹水，肚子鼓胀，口却干燥，喝的水都留在肚子里，蒸化不到口腔上面去。一用艾灸关元、命门，加口含姜丸，小便量大，气液蒸腾，口舌反而滋润。

10. 阴阳严重失调，会出现阴阳格拒或阴阳亡失，最后像《黄帝内经》讲的：阴阳离绝，精气乃绝。所以用参附汤，可以救亡阳，如大汗淋漓，手足冰冷；用生脉饮可以救亡阴，如喘咳烦躁，手脚颤动。

第五十三篇

病因 3——气血盛衰

1. 气血失常，百病丛生。《黄帝内经》讲："血气不和，百病乃变化而生。"就像人气得面成猪肝色，或气得吹胡子瞪眼，一脸杀气，气势汹汹，这都是气血不和。服用逍遥散或四逆散，气通血和人舒适。

2. 人年老体衰，或劳倦内伤，久病不愈，会手脚无力，反应迟钝，气喘吁吁，精神疲倦。这都是气虚的表现。用补中益气汤配合桂枝汤，就能让人气足劳倦除，避免气虚恶病欺。

3. 气流通不畅叫气滞。比如，生气后胸胁胀满疼痛，这是最明显的气滞体验。用一个柠檬，或者一把陈皮、橘子叶煮水，一喝，人就放屁，气滞就消去。

4. 人心中不平，就会横眉怒眼，叫气逆。讲话时愤怒，就会气逆咳嗽；吃饭时着急，就会气逆呃逆；做事时生气，就会气逆头晕胀。这时，可用玫瑰花或柴胡疏肝散，就可以疏理肝胆气机，令其下行，百病和平。这叫顺气疗法，气顺病消。

5. 人年老体弱，就像果熟掉地、瓜熟脱蒂一样，肛门、胃、子宫、乳房、肾、下巴肉、眼睑，都会下垂下来，这叫气陷。伴随是短气乏力，声音低微。这时，一用补中益气汤加枳壳20克，立马能将下垂的病气拉起，微弱的中气变壮，没力的脉象有劲！

6. 严重的气陷，会出现气脱；大出血、大出汗，气也会脱。过度房劳、劳心、劳身（此为三劳生命，乃诸般劳损之根），久劳气必陷，人会瘫在地上，手举起都很辛苦，民间叫脱力了。就服用黄芪建中汤加仙鹤草80克，专门治疗气脱诸症。

7. 王清任讲："无论外感内伤，所伤人者，无非气血。"所以"气血足，百病除；气血虚，万邪欺"。当血少时，面色无光泽，指甲暗淡发白，嘴唇没血色，心慌心悸，视物昏花，这都是血虚的表现。服用四物汤加桂枝汤，马上能让贫血血虚症状扭转。

8. 人摔伤后，局部会瘀青，中医叫瘀血。用血府逐瘀汤，瘀青就会被消逐掉。同理，面暗、面色有瘀斑或唇舌紫暗，一用血府逐瘀汤，令血行快活，瘀暗因此被带走，恢复荣光满面。当然，各种包块、肿块日久积血不化，用血府逐瘀汤，当做瘀血来治，常常效果奇特。这就是治疗跌打伤瘀青的启发。一个会治疗跌打的医生，他常常也是美容高手，也是治瘤块、积块能手！

9. 气血是互根互用的。气为血之帅，血为气之母；气行则血行，气滞则血停。所以，一切胀满刺痛、瘀斑包块，必定有气滞血瘀。加进行气活血的药，比如，丹参、川芎、郁金、香附，常常有画龙点睛之效。这就是王清任《医林改错》上讲的："能使周身之气，通而不滞，血活而不瘀，气通血活，何患疾病不除？"

10. 人有力可以拿杯子，气不足血就会掉。所以人疲劳气弱后，不论咳血、衄血、尿血、便血、崩漏，用归脾丸加白芍30克重用，能加强气主摄血功能。人大出血、外伤、产后或崩漏，这时要重用黄芪、人参，既能防止气随血脱，也能令气生血。

第五十六篇

病因 4——津液盈亏

1. 人体的津液，像河中的流水，过多则成洪涝，泛滥成灾；过少则成干旱，搁浅船舟，冲不走脏垢，都是疾病。

2. 西方医学，通过打吊瓶输液补充葡萄糖、盐水，就能让大量病痛减轻。可见，人体有时不是病多、病重、病疑难，而是津亏、津少、津缺损。

3. 人体70%以上的痛症，都跟缺水有关。你忘了喝水、补水，医院的吊瓶吊水就等着你。看似奇难杂病的问题，你只要及时补水，趁早补水，就迎刃而解。有一位患过敏性鼻炎7年的患者，各种疗法他都试个遍，也没根治。我说："道家服食津水法你一定没试过！"结果，早上起来饮800毫升淡姜水，分三次喝完，从此居然再没发作过鼻炎，身体比任何时候都有精神力量。原来，你不是病了，而是缺水了。

4. 凡木燥则枯，土壤缺水则干裂，人体缺津液则皮肤干、口鼻干。五经富镇有位哮喘的患者，说他喘了十多年，难倒不少名医。真是"名医不治喘，治喘易丢脸"。我一听他咳嗽干裂，摸他皮肤干燥，看他脸部不够润滑，便笑着说："早上起来饮姜蜜水，从500毫升开始。"结果，一周，大便顺，皮肤润；两周，咳嗽消，气喘平；三周下来，带礼物来拜谢，说遇见神医了！用姜蜜水治好了他多年咳喘病。我笑说："人家仿效用我这方法不一定有效。因为第一，他不懂得千口一杯饮；第二，他饮水的量没有循序渐进加大。杯水车薪如何救火？水量不够不能解急啊！"

5. 一位皮肤瘙痒的大学生，用抗过敏疗法，总是好好停停，经常复发，以为终生带病，苦不堪言。人激动、熬夜，劳累一下，瘙痒过敏就发作。我叫他服用姜枣茶，晨起服600毫升，对着东边太阳。居然大教授没治好的过敏性皮肤病，十天，我让他好得一干二净。这是什么机理？原来，荨麻疹、过敏性疾病，中医叫风，治风要先治血，血行风自灭。常人只知道这里，就没有下文了。怎么治血？怎么行血？我要打破砂锅问到底。治血要先治津液，这点古圣先贤没完全道破，是我从《中医基础理论》悟出来的。因为津血同源，只要喝足够的姜枣茶补津液，血气就满壮流通，风气就消失。所以，用我这招，几乎绝杀七成以上的慢性、过敏性疾病，就是补津液的方法。现代研究也发现，慢性、过敏性疾病，比如鼻炎、荨麻疹、哮喘，都跟缺水直接有关系。这叫津水缺，则血液滞；血液滞，则风气生。所以治风先行血，治血先补津。

6. 夏天碰到大量乏力、疲倦的人。夏季无病常带三分虚。因为大量出汗后，津液流失，气随津散。所以，用生脉饮煮水代茶饮，凡高热大汗后，烦渴疲劳的，一喝就好。我治一打铁匠，经常对着高热烤身体，咽干烦躁，大汗疲倦。自从教他服食生脉饮法，大汗就变小汗，口燥渴就变口滋润。人再干起活来，就非常吃苦耐劳。可见，世人不能耐劳苦，都由于津液补不足。

7. 当老师的，对咽喉考验大，常没完没了讲课，咽干口燥。这种干燥缺水性的咽炎，一用玄参、麦冬、甘草、桔梗各10克，煮水代茶饮，咽喉马上润而不燥。可见，补津液法，就是燥者润之的疗法，专门对治各种干燥病、脱水病、缺液病。

8. 津液泛滥，会变为水湿痰饮或水肿肥胖病。比如，长期饮啤酒，以酒为浆，以饮料代水喝，久了居然腿沉，变身为啤酒肚。《黄帝内经》讲："诸湿肿满，皆属于脾。"用六君子汤，就能健脾除湿，气化啤酒肚。通过培土治水，把津液泛滥之症状解除。

9. 津亏血瘀。人们不知道津液缺少后，血脉会瘀堵，长成暗斑。深圳一位40多岁的妇女，满脸暗斑，做完激光祛斑后又长。我得知她的工作就是整天面对电脑，便胸有成竹说："这是手机、电脑等，声光电热能的电器大量消耗你的津液，使血容量变少，因此眼目干涩，大便秘结，脸上出瘀斑。只需把用电脑时间减少一半，早上喝足够的姜枣茶补津液。"结果，7年暗斑，半个月消干。

在《读医随笔》书中写到："大血犹舟也，津液水也。"津液受到火邪烧灼会干结，血液就会滞塞不通，形成瘀斑。用姜枣茶、生脉饮或姜蜜汤，在晨起时补够津液，就能化掉多年顽固瘀血。这种治瘀的思路，经常会被专家忽略。也是我读大量古籍，加上临证试效得出的重要心得。

10. 津缺气滞。我观察大河水流动，就会有风，所以桥边常清风扑面。一旦河流量变小，枯水时，风也变小了，气也不够了。这叫津水缺则气滞。庵背村的一妇女，无事常生闷气，经常跟街坊邻居吵架。她头皮脱屑，皮肤干燥，晚上还烦热睡不着。我笑着说："很少有医生能破这个案，这就是典型的缺水后气机不畅。"结果，她说她一天到晚几乎不喝水。我送她四个字："自讨苦吃！"再送她两个字："找死！"立马吩咐她晨起饮姜蜜茶，一勺羹蜂蜜，配拇指大的生姜捣烂服食。蜂蜜能润合五脏解百毒，生姜可以温阳化饮，防止津液久停。自从用了这个健康津液补充法后，家里很少听到吵架声，街坊邻居也啧啧称奇："怎么跟着大医生，脾气都变好了。"看来跟对人很重要。这就是一个津缺气滞的案例。她再也不用服用逍遥散、疏肝散，每天笑容都比以前要多。你想一下，树木枯了它能笑得出来吗？人津液少了，他能推动气机周流吗？我这个心得，在《中医基础理论》上都没有，可以在下次编教材时添加进去，能补教材的不足。善学医者，不单要学前人之理，还要与时俱进，丰富前人的道理。

第五十七篇

病因5——内生五邪

1. 人体会内生五邪。比如，激动手会抖，叫风气内动。我碰到炒股炒到手发抖的患者，叫他服用复方甘草片就好了。"甘"能缓急也。可见，着急激动多疾病，平静淡定少痛苦。

2.《黄帝内经》讲："诸暴强直，皆属于风。"有一位中风后口眼歪斜的患者来诊，我说："一定是暴饮暴食加暴躁脾气。就像暴雨会摧垮道路一样，暴烈的性子也会让经络地震，脏腑海啸，从而偏瘫不救。"他认识到这点后，细嚼慢咽，平心静气，杜绝外缘，半个月就康复了。所以，人要是不轻易发脾气，很多病都很容易痊愈。俗话说，发脾气是本能，能管控好脾气，那就是本事了！管好脾气就等于管好身体。古人讲："肝为五脏六腑之贼。"说的就是暴急的脾气，会打劫五脏六腑，将十二经络洗劫一空。所以，发完脾气后，人一般特累、特想躺、干活特没劲。

3. 寒从中生。人年老后，自动不想吃水果、凉水、冰饮。

因为即使不吃这些凉冷之物，他都会怕冷。《黄帝内经》讲："诸寒收引，皆属于肾。"所以我常用桂附理中丸、肾气丸，轻松治愈夜尿清长、手脚怕凉、关节冷痛、大便稀溏等虚冷疾病。这并非真的是阴寒生冷，实乃脏腑阳火不足。

4. 良言一句三冬暖，恶语伤人半月寒。常人只以为冰冻、凉果、生冷是寒邪，不知冷言冷语、冷漠、心灰意冷，都属于寒邪。人如果觉得绝望，没希望时，身体会凉，即便大热天都暖不了。人如果觉得有希望时，身体温暖，即便大冬天都冷不了。所以，癌症、绝症，一般是心有绝望，才有绝症；心有内寒，才引动外寒。所以，孙思邈讲过，要突破癌瘤绝症，需要在心跟口两处把好关。怎么能把好关？善言不离口，乱想莫经心。不是善良的话不要讲出嘴巴，不是正能量的念头不要留在心里。也就是说，杜绝心灰意冷，杜绝冷言冷语，这就杜绝了寒从中生。我始终认为，肌肉血脉筋骨的寒气，再重都容易医；而心念的冷意寒气，再轻都不好治。那么，该怎么治呢？还是《伤寒论》群方之首——桂枝汤。张仲景一般只论到身体、形体伤寒，他的著作没有论到念头伤寒，我用桂枝汤治疗念头伤寒，疗愈心灰意冷众生、沮丧消极众生、抑郁轻生众生，常有神来之效。因为，心阳足了，阴寒的念头就消了。

5. 人不一定喝多水就会产生湿。脾功能好，豪饮都不留湿。脾虚后，喝再少水，都会留湿。我观察湿之生成到消除，就领悟治湿大道以及水湿特性。你看，人过河，在水湿中，脚会沉重，叫湿性重浊。裤子被泡湿，会黏住不爽，叫湿性黏腻。上岸后，太阳一晒，风一吹，上半截裤腕就先干，这叫湿性容易袭击下半身阴位。你如果再踢腿、甩腿，用手力使劲把裤管拧干，湿漉漉很快就没有了。可以印证风能胜湿，阳可治湿。所以，得出湿浊内生的调理大道——增强体力，勤于运动，爱晒太阳。从而明白不爱运动，不爱晒太阳了，你身体湿邪就日日增长。

6. 湿重则懒，懒多则湿。懒人多生湿。人体勤劳于形，百病不能成。这健康古谚讲的就是：勤劳后，气血流通，湿邪减少。所以，湿浊内生一个重大原因就是好吃懒动。这时代，湿浊内生的病越来越多，跟久坐分不开关系。团着的毛巾一天干不了，晾着的毛巾半天就干掉。这叫升阳除湿。古人讲："形不动则精不流。"精不流就会气滞停湿。这正是切身体会，故曰："动一动，少生一病痛；懒一懒，多喝药一碗。"

7. 津伤化燥，又称内燥。木燥则起火，人燥则心急火燎。常人不知道，以为焦虑症是神经问题，急躁症是上火的原因，他们哪想过"津伤化燥"这四个字。我让一个焦虑症失眠的患者，每天早上饮500毫升黄芪水，三天就好了。他非常惊讶地说："恨没早遇良师！"原来焦虑日久，乃身体缺乏津水也，不可以轻易用抗焦虑药。

我又遇上反复口腔溃疡患者，有两三年病史，止痛片、维生素、下火药、补阳的姜桂附，没有不反反复复服用的，就是治不好口角燥火、性子急暴。我说："你每天喝水不超过一升。"他惊讶说："你怎么知道？"因为我观察他面目干燥，缺水到这种程度，还不知饮水自救。马上叫他服用柠檬水，既补充维生素，又疏肝解郁，还芳香健脾，还让他把饮水量加到两升。数年口腔溃疡七天痊愈，不再发作。而且，好了以后，心急火燎的症状也没掉了。这个案例可以列入千古奇案了！因为他演绎了津伤化燥、水亏火旺、阴虚阳燥的道理。就像池塘没水鱼会蹦蹦跳，人缺津液也会很急焦。治疗暴躁病，补够津液，就风平浪静了。这叫"满瓶水不响，半瓶水哐当响"。

8.《黄帝内经》讲："燥胜则干。"一老者，皮肤干燥，老脱皮屑，像松树皮，嘴唇也干到发白，鼻子干到呼吸很难受，眼睛干涩不能看电视，大便干涩数日难一厕，小便干少又短赤，指甲干枯易脆折。医生说这叫干燥症，生命硬化，就像干枯树木，严重者会危及生命。我说："津伤则干，水亏化燥，必须大补津水。晨起服用姜蜜水，利用蜂蜜润燥，生姜宣发，使津液能灌溉于五脏六腑，滋润于腠理孔窍。"结果，居然刺痛变好，皮肤不燥，大便顺畅。其实就是老人家多年养成了少喝水、不喝水、忘喝水的习惯。汽车没油开不动，人体缺水行不通啊！

9.火热内生，又叫内火、内热。当草沤在一处就会发热，人久坐、懒动、饮食过度，就会产生郁热之火。一白领，升降必电梯，出行必车马。常年上火喝凉茶，喝到嘴唇发白贫血。我说："此郁火也，凉茶没办法。需要发汗。"于是，给他用升阳散火汤，配合运动发汗。居然不用吃凉茶，也不上火了。就像你在房子里热了，只需要打开窗通风透气就好，身体烦热了，只需打开毛孔排排汗就好了。

10. 五志过极，皆能化火。就是说，经常情志焦虑刺激后，心急就火燎，肝郁就化火。所以有五种容易上火人群：瘦人容易上火，急性子的人容易上火，急功近利的人容易上火，争先恐后的人容易上火，激动的人容易上火。我治一例常年眼珠发红、口舌生疮的急性子患者，给他加一条养生戒令："吃饭慢一点，讲话慢一点，走路慢一点。"居然数年口舌生疮、眼目发红之症，用这三慢养生法，不药而愈。从此，我深切体会到，七情之病，药物无能，唯改变性子能治愈。这正是《黄帝内经》里头"肝苦急，急食甘以缓之"领悟出来的治疗大法！肝火它最怕着急，着急就是添油加火，激动就是火上浇油，较劲就是煽风点火。如此三火，我用三慢生活就将它轻易活捉。一旦冷静平和，缓慢地工作、干事，不单耐力无穷，还不生病上火。

第五十八篇

病因 6——经络失衡

1. 经络的气血偏盛偏衰，会影响脏腑功能。气有余则热，气不足则寒。《张氏医通》讲："气盛则身以前皆热，消谷善饥，溺色黄是也。"我见一患者喜欢赤膊，一问，小便黄，就知他阳明胃经堵伤，脾胃土色外泛。用大黄、甘草，各10克泡水喝，两次肌肉就不蒸蒸发热，小便也不再黄赤。同样，我见另一患者，夏天要穿两件衣服，秋天就穿两双袜子。我便说："你必胃冷胀满！"他惊讶说："谁告诉你的？"我说："《黄帝内经》告诉我的。"经文曰："气不足，则身以前皆寒栗，胃中寒则胀满。"我叫他晨起含服姜丸，并爬高山。早吃姜，顶参汤。最后练到冬天不用穿袜子，脚都不发凉，偶尔吃凉水，胃都不胀。

2. 《黄帝内经》的《经脉篇》里，有大量经络的道理，常常一句话，就为你打开一种病的治疗大门！我治疗一例癫狂的患者，一旦发作起来，打人毁物，脱光衣服跑到楼上。爸妈拦他，他都敢打，众人就用铁链把他锁在家里。我一下子就想到足阳明"实则狂癫"。这足阳明胃经堵住了，人就会有股狂热之气，上冲巅顶，马上用大承气汤加白虎汤，大黄、石膏同用，这叫"六经实热，总清阳明"。肚子拉空后，居然几个月都没有再发癫狂。于是，我便得出心得："腹肠通畅少癫狂。"

3. 自古好话书说尽，从来道理经典载。有次碰到一跛脚患者，他走路是拖着腿的，放出去就收不回来，整条腿都萎掉了。幸好《黄帝内经》背得熟，上面讲到足阳明"虚则足不收，胫枯"。这是说足阳明胃经经气亏虚不够了，你想抬脚都困难。如此牵连日久，会从小腿那里开始枯萎上来。所以讲"竹从叶上枯，人从脚下老"。

我就想到，要《内经》《伤寒论》同用，屠龙刀、倚天剑并出。用《黄帝内经》找出病机，用《伤寒论》提供汤方。就是张仲景《血痹虚劳病篇》中的黄芪桂枝五物汤，能大补阳明肌肉经气，黄芪用到120克，连服三个月，患者居然自己能抬腿，丢掉拐杖了，干枯的小腿肉也丰隆、润起来。可见，经气盛则隆壮饱满，经气虚则枯萎瘪干。

4. 经络打乱了，会影响气血运行，就像地震后，交通中断，物资不能对流，就灾难连连。有一位司机，常开快车转山路十八弯，经常急刹震荡，导致经络气岔，常年胸闷心烦失眠。我说："这要当做跌打伤来治，用普通橘叶茶还解决不了，必须用三七丹参粉修复经络。"经这样治，胸胁经络震荡伤就好了，原本失眠夜间两三点必醒的毛病，居然也好了。明白这个道理，他再也不敢自逞车技，以为不撞到人，没交通事故，你就高明了。殊不知，你开快车、急刹车，脏腑震荡如地震，后果不堪设想。所以，许多司机老容易打鼾、疲劳、没劲，或者心烦胸闷，晚上失眠，不知道是经络气岔，开快车后急刹车震荡的原因。

5. 一个武术家常常要通医道。伟大的《医林改错》就是武举人王清任在京城行医，总结的毕生精血之作。他碰到打架斗殴，导致胸背胃脘瘀青疼痛患者，一开血府逐瘀汤，就能顺通气血，修复经络。常常几剂药下去，瘀青就散掉，经脉就通调，刺痛便得消。可见，跌打伤，逐瘀汤；经络畅，疼痛散。

6. 我观察村落的水沟，由于长期没有通水，长满了草，堵住沟道，再通水居然过不了。原来，长期气血少，经络会闭塞。就像山路本来有，久不走，就荒芜掉了。所以人垂老后气血不通了，气血衰竭了，经络都没办法通调。我碰到一例脑梗痴呆，数字都数不出来的患者，医生说："家人准备好照顾他一辈子吧！"我说："试试用大补经气，看能不能冲开瘀积！"黄芪一次150克、杜仲50克、枸杞子30克、龙眼肉30克、牛大力50克，天天煎汤代水饮，渴了喝它，饿了也喝它。吃了一个月，能识数字了；吃了三个月，不用人照顾，能自己走路，到周围逛逛，能自己回家。家人感恩涕零，说不单救了他家老人，更救了他一个家的经济。不然，半死不活的痴呆植物人，真会一病回到解放前。于是，我体证得到这个道理：气血足，经络自通，水到沟渠自然成。在精气神绝对充满之下，生命就会出现奇迹，偏瘫能复苏，痴呆可回醒，歪斜能复正！一切的奇迹，都源于经络里有充足的经气。一身恶病君须记，通畅经络饱满气，便能产生大奇迹，如是方为上上医。

7. 外在的震荡，会导致经气逆乱出血。内在的生气，也会自乱经脉。武侠小说常讲到走火入魔、口吐鲜血的情节，就是人嗔怒报仇时，怒则气上，经络逆乱，眼底出血，眼红得像兔子；恨得咬牙切齿，牙龈出血；气得咳嗽带血，甚至吐血，鼻子忍不住衄血等。如果懂得一味青黛散，清肝降火，就不会再怕这些嗔怒出血症了。所以临床上，不管何种出血，着急、剧烈运动，动情绪后加重的，用点青黛粉冲水一喝就止住了，因为它能清肝凉火。

8. 足厥阴肝经上达巅顶，中通咽喉，旁布胸胁，下络阴器。所以，肝经经气不畅，常形成巅顶痛、梅核气、慢性咽炎，或瘿瘤、胁肋痛、乳房结块，以及疝气、睾丸痛。中医叫"异病同治"，这些都是肝气郁结的产物，不管结在哪里，用逍遥散疏肝解郁，畅通足厥阴肝经经气，疾病都会逐渐减轻渐愈。所以，明白经络走向很重要。经络所过，主治所及，这是

病因6——经络失衡

一条大原则。

9. 经络相互牵连，像树枝，常常一荣百荣，一损百损。有位视力退化的患者，之前当眼病跟肝病来治，不理想。我则想到《黄帝内经》讲："厥阴不治，求之阳明。"于是，改用升阳益胃汤，十余剂眼病就好了。因为升阳益胃汤能让阳气饱满，气满则上溢，然后溢到肝经，上荣眼目。

10. 人一处经络损伤后，会连累其他经络气血。比如，一80岁老人，暴饮暴食，吃伤脾胃后，常年头晕，记性减退，耳鸣眼花，最后到了转头即忘的程度。检查说老年痴呆，脑萎缩。我说："先伤胃，而后得诸病者，当治其胃。"这是《黄帝内经》和《伤寒论》上讲的保胃气原则。于是，用益气聪明汤升阳除湿，内壮肠胃。当这老者由一碗饭吃到两碗饭都不撑了，居然记忆力又恢复，萎缩的脑部又恢复滋荣；原本的头晕目眩，眼花耳鸣荡然无存。于是，我感慨，当时开创"脾胃论"，造这益气聪明汤的补土大师李东垣，他竟然如此厉害，认识到胃气下垂后，脑聪明度一定下垂；胃萎缩后，脑一定萎缩；胃升提起来时，脑子就聪明。这叫作升胃阳能让脑首聪明，因此称为"益气聪明汤"。通过强壮脾胃，让精满则溢，精气饱满溢到大脑上。这种治疗思路，将给世界上最疑难的老化病、老年痴呆带去强大的希望之光！这个补土健脑学问一经出世，老人都知道保胃就是保脑，护胃就是护脑。痴呆不一定要治脑袋，要治供养脑袋的营养员——脾胃。

第五十九篇

脏腑病机——心

1. 心乃君主之官，是给五脏六腑"发工资"以及调控五脏六腑的地方。当心脏缺乏阳气后，就会跳得没力。神疲乏力，思维迟钝，老想睡卧，懒惰不动。所以，懒人有时不能怪他骂他，是他心血不够。我治一例懒言少气的村妇，大家都叫她"懒妇"。谁知，服用桂枝汤后，心脏给手脚发足气血量，就像领导给员工加职加薪，员工自动勤快拼命。这懒妇一改懒态，居然手脚勤快，四肢健壮，众人刮目相看。原本田里有菜都懒得去摘的，现在种好菜还给朋友送。故曰："因病致懒，病去懒愈。"

2. 心脏主稳定有节律的跳动，当碰到莫名其妙一阵心跳加速、心慌心悸时，只要用桂枝甘草汤（桂枝、甘草各10克），加点龙眼肉20克，一吃就好。心气血足就稳定，气血虚就恐慌。所以，人有恐慌感，当强壮他心脏。

3. 无事常生烦恼的人群不少，心烦乃心神被扰。我碰到一个大学生，他常喊烦，口号就是"最近比较烦！"。我说："你接触点中医，除烦如反掌。"他半信半疑地服了竹叶心水，加冰糖的。从此，心烦躁扰之感就消掉了。从此他对中医凭借举手投足、只言片语，就能出招愈病的风采大为佩服。可见，从怀疑到佩服之间，只需要一种疗效。

4. 睡觉时，很容易醒过来，或者很难入睡，或者入睡后梦幻纷纭，脑子难静。这属于中年焦虑人群面临的头等健康杀手——失眠。一建筑商，辗转反侧，难以入睡。我用酸枣仁打粉，叫他拌酒一起喝，马上神经松弛，睡觉安稳。这正是中医药粉子文化。他高兴地说："没想到这点药粉就管用，我吃过用麻袋装的药都没治好。"可见，药要对症一碗汤，药不对症满船装。枣仁炒熟后打粉，能让人熟睡。

5. 老人健忘是个时代大问题。"谁能挽回我的记忆力，我跟他分我一半的财产。"我笑着说："何须一半财产，只需要在年少时，多练好十指做俯卧撑，用指头做，能够让脑力退化的速度减慢一半以上。"同时，用龙眼肉、枸杞子、核桃仁、莲子、肉桂打成的糊粥来服用，非常养心脑、去健忘。这药方乃转头即忘人群的福音！是记忆衰退患者的希望！

6. 有一远方朋友，家庭条件好，大鱼大肉，什么都不缺，抱孩子过来，说这孩子老口臭，晚上怪叫，怒目圆睁，家人都很害怕。这是痰热扰心。心主神志，痰热一扰，神志就怪异。只用鲜竹沥口服液，吃上几瓶后，晚上就不怪叫了，怒目圆睁之象也消除。可见，怪病多由痰作祟。这时代，行为、言语怪异的人越来越多，背后原因是痰浊化火。生活饮食丰富，鱼生痰、肉生火，福里含有祸。回归乡村衣食清苦，以养志气，清斋淡饭保平安，反倒清福为贵。故曰："洪福不如清福贵啊！"洪福多怪病，清福少顽疾。

7. 口腔溃疡初起，口舌糜烂，咀嚼便疼痛不堪。但见舌尖红、小便赤的，用导赤散，两三剂就能好过来。这叫"疮痛原是火毒生"。心主火，清心火自降，利尿疮自平。

8. 不管面唇淡白，还是指甲无华，这都是心脏气血不足。只需服用桂枝汤配合四物汤，就能将心脏气血疏布到头角头面和四肢九窍。这就是心脏这位领导给周身组织发的工资——气血，周身组织自然红红火火，欢欢喜喜。

9. 人长时间郁闷，会出现心胸憋闷，严重会变成胸痹。容易唉声叹气，无事常发脾气。只需用血府逐瘀汤数剂，将瘀血在心化去，诸症自愈。

10. 晚上心绞痛，气都透不过来，一方面口服救心丹或保心丸，芳香开窍，活血化瘀；一方面按摩心包经内关穴，开胸顺气。这样，周身气得顺，血得活，痹痛自走。

第六十篇

脏腑病机——肺

1. 一般咳嗽要治肺，肺主气，司呼吸，宣发肃降找它去。一游客，舟车劳顿，坐三轮车，吹风几十公里，一直咳嗽，几十天没好。他看到枳壳、桔梗、木香各10克，叫胸三药，能开胸顺气，便自作主张抓来服食。第一剂下去，咳嗽就痊愈。可见，通宣理肺可以医治伤风气喘咳嗽。如果人生气过后老咳嗽或者着急工作干活、赶路后老咳嗽，也用这胸三药煎水，加一杯酒服用，很快就好。

2. 肺主气，肺虚则气力不济。一退休的村官，常觉得呼吸气不够，稍微劳动就大汗淋漓。这是当官时案牍劳形，心肺俱损。《难经》上面讲："损其肺者益其气。"用桂枝汤加玉屏风散，强心温阳，壮肺补气，十余剂药吃完，自觉呼吸深长，不耐烦劳之感消失。可见，心力交瘁患者，强心用桂枝汤，补力用玉屏风散，合方可治疑难。此二方相合，就可治劳损后气血短少。这简直就是丝竹乱耳、案牍劳形患者的福音。

3. 有人大学读一年回来，身体居然没长进，得了鼻炎，鼻塞。我说："读书是重要学习，强身健体是更重要的学习。别只窝在图书馆，忘了在操场上挥汗。大学有两个宝，一个是图书馆，第二个是大操场。图书馆长知识，大操场长体质。"用苍耳子散，专门壮肺开鼻窍。苍耳子、辛夷花、薄荷、白芷各10克，打粉泡水服用。吃完十剂，鼻塞、鼻不透气就消失痊愈。中医讲"肺开窍于鼻"，想要将来不得鼻炎，就要提升你的肺活量。通过跑步、深呼吸，是提高肺活量最有效的方法。

4. 小孩子流鼻血，一般是肝肺火旺，随便弄点桑叶、竹茹或栀子各8~10克煎水，服一两次就好了。这叫血随气升降，降肺气则血自降。

5. 高村一老太，指关节肿大疼痛，冠心病，她也抓了桂枝汤、四物汤来吃，强心活血，使心主手指功能加强。可吃了二十多剂药，手指还弯曲不了。我说："不能在一棵树上吊死，要重用黄芪80克，因为肺朝百脉，能助心行血。一个君主，他需要良好宰相辅助，才能更好治国平天下；一颗心脏，它需要肺部辅助，才能更好地行气活血安身体。而黄芪大补肺气，就能使心脏泵血有力气。"再服用七剂药，手就能弯曲有力了。可见，黄芪大补肺气，能让百节通利，筋脉有力。

6. 肺为储痰之器。胸肺容易停痰留饮。一老者，晚上咳痰，20多年，久病成痨，呼吸气短。当我一得知他是痰白清晰的，随手就开出温肺化饮的苓甘五味姜辛汤，茯苓、甘草、五味子、干姜、细辛各10克，叫他每日煎水代茶饮。老人小瞧我这五药，以为药少不敌病久，怀疑我草率应付他的病。我笑着说："甘草乃培土圣药；茯苓乃利水渗湿王药；酸甘辛咸苦，五味子最补；干姜乃暖中退饮神药；细辛是搜刮陈年寒冷固疾奇药！如此神药、圣药、王药、奇药，最厉害的治停痰留饮的药都给你上了，五虎上将同时出马，你还愁不够？"结果，他乐哈哈回去，当天吃，晚上痰饮就没了，坚持吃个把月，多年痰饮断根。这全拜张仲景《伤寒论》所赐！真如古人讲："若要痰饮退，宜用姜辛味！"

7.一位生物老师声音嘶哑，课讲太多了。我说："不是你课讲多了，而是你体能不够。你看那知了，它没玩手机，体力够时，怎么叫都不会哑。"于是，我用培土生金法，以参苓白术散培土，配合玄麦甘桔汤生金，三剂药下去，他一个月都没有声音嘶哑。所以，有时，不是你的功课繁重了，而是你熬夜休息不好，又不懂得去锻炼，体力退失，疲劳了，声音才变得哑小。碰到一些歌唱家、演讲家，靠嗓子吃饭，做事业的，这汤方下去，就能让他音声洪亮，这是打造金嗓子的方子。

8. 自古郁闷难医。疏肝解郁无效时，要想到通宣理肺气。《黄帝内经》讲："诸气膹郁，皆属于肺。"一村妇，多年忧愁，眉头不展，自觉胸中有块石头，多次检查都没有结果。每天要反复捶胸，才略微舒服。我说："喜捶打者，必有郁堵。"叫她买通宣理肺丸，一盒吃完，胸闷气不顺感消失，胸口的"石头"也不见了。可见，治咳嗽的药用好了，居然可以治郁闷。这就是中医五脏学说的精妙之处。

9. 肺主皮毛。皮肤毛窍瘙痒，一开宣肺气，风痒就好了。所以，荨麻疹、过敏性皮炎，服抗过敏药都很难好的，居然用点玉屏风散、桂枝汤，配合四物汤，补肺活血驱风，轻松好了。

10. 严重的水肿老好不了，这时，要考虑熏蒸疗法。湿衣服在烤箱里一蒸，水分出来就干了。人一用些发汗解表的药，荆芥、防风、薄荷、白芷、藿香、佩兰、苏叶、金不换，熬水熏蒸，气通血活，皮毛出汗，水肿就减轻。熏蒸疗法的理论依据就是通宣理肺，通调水道，通脉宣发。

第六十一篇

脏腑病机——脾

1. 脾主肌肉。肌肉没有力量就会脱垂，像脱肛、胃下垂，乳房、子宫下垂，一切年老体弱，受重力牵引的弯腰驼背、沮丧下垂病，一用补中益气汤健脾升清，肌肉有力，就能重新焕发生机，昂首挺胸，脏器归位。就像举重运动员，肌肉有力，能克服重力，将重物举起；肌肉没力，就像老态龙钟患者，手都难以举起。

2. 脾主升清。脑瓜子不够轻灵，皆脾失健运。消化不好，不只是伤脾胃，更伤大脑。一个小孩一天到晚嘴都不停，一读书，大脑就缺氧发困。我叫他服用陈夏六君子丸，健运脾胃，消磨食积，清气上升，脑子不困。上课第三、四节课犯困的现象就消失了。可见，贪食口腹之欲，不仅伤肠胃，更伤智力。

老江叔肩周炎，毛巾拧不了，衣服都挂不上竹竿，沮丧地说："这五六十岁的身体就像报废的车。"我说："小心开旧车，旧车开好久；暴力开新车，新车开不久。"给他服用升阳益胃汤，使脾胃气血加强，脾主四肢能力变壮。未服完十剂药，拧毛巾有力，手抬举过头顶都没问题。真如古人讲的："没力要找脾，脾管肌肉力。健脾能升举，专治肌无力。"

3. 脾主大腹。人肚量小了，无事常生闷气，肚子就容易胀气。这时，一剂养神平胃散，两盅和气二陈汤。只要将二陈汤配合平胃散，就能将两种陈旧之气、食物陈腐之气以及生气压抑，年长越久的陈闷气，一举通过胃肠排出体外。服用此合方组合，人有排屁反应是好现象。临床上常见吃饭生气，生气吃饭，如此天长日久，常吃压气饭，肚腹老胀满；看似疑难病，此方能减轻。

4. 喜食凉饮、生果，大便会烂而不成形，此寒凉伤中。中焦中府火力不够了，锅底无火，灶内食物就不熟。肠内缺乏阳气，大便就成形不了。自从小胖家里有冰箱后，他都喜欢喝冰水，大便不成形，服用附子理中丸一盒，就把他正过来了。可见，凡物有利必有弊。冰箱能保鲜食物，可一旦保持吃食生冷习惯，肠胃就受罪了。

小吉崩漏日久，因妇科疾病而致贫血，走一条百米不到的桥都气喘吁吁，要坐下来。这叫血能载气，气随血走。用归脾丸，加白芍30克，三剂药，崩漏就解决；连服三十剂，贫血消除，来回奔跑过桥，都不累。可见，脾能统血，脾中气足，人就有体力。中气虚，就像瘪气的球，走不动了。

5. 快餐店的李哥，送餐常累得脚踢到门槛，而且老是那个脚趾踢到。人脾虚了，脚都抬不起，走路拖泥带水。踢到的那个指头就是脾经的隐白穴。他在抱怨工作繁重，我说："我每天比你多工作八小时，也没踢到脚。你是瘪气的球，不耐打。同样一辆车，打够气的，你越骑越轻松，骑30公里也没事；没打够气的，越骑越沉重，骑3公里就叫苦连天。可见，并不在于路远，更不在工作繁重，而在于你经络有没有充够气。"他一听，眼睛一亮说："医生，那你给我充气吧。"我说："充气前得先补胎，你天天手机玩到晚上12点，都在漏气，充再多气又有何益？"他惊讶说："你怎么知道？"

"成语叫玩物丧志。你再沉迷手机，连干大事业的志气都被消磨掉了。消磨多少英雄气，就是掌中这手机。天天晚上想发财千条路，醒来后还是磨豆腐。这都是使中气亏虚的生活方式，你不是在玩手机，是在把前途都玩没了。手机在我手中是工具，在你手中，你就是它的奴隶。"他听后，豁然开朗，甩开了手机。给他开了十剂补中益气汤，服完后容光焕发，龙精虎猛，走路大步流星，也不踢到脚趾头了。两个月后，就自己开店了。看来，人不能独立，皆是中气亏虚啊！一首补中益气汤，让他疲倦感一扫而光。一副补中益气汤，更让他前途发光。正如我们潮汕人讲："宁可睡地板，也要当老板。"这是中气足的人讲的，中气不足的人，讲不出这话，干不出这事。

6. 甘叔做完胆结石手术后，大半年黄疸不退，皮肤发黄，眼黄，不管怎么消炎利胆，那股黄染就像黄色的牙垢一样死缠着你，不肯离去。我说："治黄有三招：第一招，利小便；第二招，清肝利胆。这你都用了，只好了一半，因为没用第三招，那就是补中益气。"我给他开十五剂补中益气汤，脸上的暗黄色消失得一干二净。学生惊讶地问："没听过补中益气汤还能治黄疸。"我说："黄色乃土之色外发。急性黄疸治肝胆没错，慢性黄疸就要补脾培土，土才能治湿。同样，胆道不利，胆汁会外溢。补中益气汤有个重要作用，常为世人所忽视，就是它能拓充管道，使身体的黄水浊阴排得更干净。它还能让五脏有力，因为五脏都是肉体，补中益气汤就是补肌肉力。肉力加强，就能将黄水挤出体外。"

7. 运叔糖尿病，饮水不解渴。我说："回去朝服补中益气丸，夜服肾气丸。"照此服药后结果，少喝一升水，口也能自然生津。10点多的血糖，没靠西药控制，都降到5点多。为何通过健脾肾就让他口舌生津，不干渴？因为，脾肾阳气能将水液蒸腾上咽喉。为何通过健脾肾能降血糖？《黄帝内经》讲"脾气散精""肾主藏精"。换一种现代说法讲："脾能够将血液中的糖质、脂质，像磨豆浆一样磨散掉；而肾则把这些血里经络中的糖脂、精微物质，迅速收藏下来，归入筋骨。"所以通过健脾肾令血糖分解彻底，能量还吸收封藏进骨头里去。结果，运叔说："我吃中药降了血糖，身体比十年前还好！"我说："脾肾转化功能提高后，人会年轻化许多年。"可见，治病只是中医一个小功能，让人恢复年轻状态，是中医一个大功能！人不能因小失大，只降血糖而不提高精神的医疗方法，终究不是彻底的方法！

8. 小楚减肥减到闭经，三餐没食欲，自己以为食积，拼命吃消积药，食欲就彻底搞垮了。我一看她肚子，都快看不到肚脐眼了。肚脐眼瘪垂下来，代表胃下垂，胃下垂是老化胃袋存量减少的表现。像米袋放在地上装不了米，提起来容量就变大了。所以小楚这食量不大，乃胃下垂所致。一用补中益气汤二十剂，饭量增大，食欲回归，月经重新通调。可见，食欲不佳，有时并非食积，乃脾不健运、胃气下垂所致。脾又主欲，凡欲望减退，大都出现在疲倦、脾虚之后，一旦强大脾胃后，食欲、工作欲、事业欲、学习欲，样样都变强了。

9. 老司机前列腺炎十年，不知吃了多少消炎利尿药，经常一停车，就拼命找厕所，又排不干净，真是"想想当年迎风尿千丈，而今顺风打湿鞋"。中医认为，支配控制排尿的括约肌属于脾所管，脾虚则尿陷，脾虚则九窍不利。前列腺也属于九窍之一，归属尿窍范畴。结果，用补中益气汤二十剂，不单尿频急治愈，连开车腰酸背痛之症也消去了。

10. 五经富镇的一位肝癌患者，人大肉已脱，眼睛都睁不起来，走出门外二十步就走不回去了。医院医生说："回家去吧，不要浪费钱了。"中医常常能在危难中创造奇迹，像这些大肉已脱之症要当作重症肌无力来看待，因为脾主肌肉，脾胃生化的气血都不够五脏用，肌肉就会萎缩、下垂、松弛。重用补中益气汤，患者服完七剂，觉得走路有力，连续服了七十剂，可以开摩托车、骑自行车，人长了五六斤。我笑说："用十剂药来长一斤肉，值得啊！"耷拉下的眼睛又能睁起了。家人说："病快快时大家都可怜他，现在好转起来又骂人了，大家都恨他。"我笑着说："中医治病不治性，中医医病难医命。中医能医好脾，医好气，却很难医好你的脾气。常人都容易犯两个毛病，一是好了伤疤忘了疼，二是不到黄河心不死。"我认为，彻底灭掉发脾气的心，大病重病都有很大可能恢复好身子。

第六十二篇

脏腑病机——肝

1. 肝开窍于目。肝血不足，眼就会花。飞蚊症的一患者，眼角边常有黑影，擦之不去。人缺血后，看东西会黑矇矇的。视物有黑影，证明肝血不够。用四物汤养肝血，加枸杞、菊花明目，服十剂药，眼角的黑影消失不见。飞蚊症或视物有黑影，多是肝血不足引起的眼目失养。血足则黑影自退，如同电量充足则黑屏自亮。

2. 肝主疏泄。刻印的大哥，双手莫名其妙麻木。我说："你一定长久坐在一处，全神贯注，高度紧张又没放松。"这是肝疏泄功能受创了。用两盒逍遥散，就轻松把他双手麻木的症状解除了。人过度紧张后，叫紧闭，会闭塞血管，血气不利。一旦放松，叫松通，能让肝主疏泄功能加强，麻木就消去了。而逍遥散就能让高度紧张的身体，转变为逍遥自在状态。

3. 搬运工膝盖撞到拖拉机上，痛了半年没好。中医叫筋伤，筋伤即肝伤。所以要用养肝血的养筋汤（白芍、熟地、麦冬、枣仁、巴戟天）。古籍上记载，但凡这些筋伤骨痛之症，常常养筋汤一剂下去，筋就会松通；三剂，疼痛大减；七剂、十剂，酸麻剧痛之症皆除。结果，搬运工半年之病，服用半个月养筋汤，膝盖痛好得跟正常一样。他说："早遇养筋汤，不用痛这么长。"我笑着说："早知小心点，根本无痛伤。"

4. 世人常易犯两个毛病，一是急躁，二是懒散。考英语六级的小伙子，莫名其妙急躁易怒，控制不住。几次都跟室友发生口角，还拳打脚踢起来。他说他也控制不住，学校叫他回家休养。我说："人有压力，就会着急。你把英语考试太当回事了，要知道，特等人重使命，一等人重人脉，二等人重能力，三等人重学历。你牺牲室友感情，只为考试通过，这是下等活法。我当年为了帮班长疗伤治病，学校的课都没去听，考试在即也在所不辞。所以，我用人缘吃饭，你拿学历讨饭。"结果，只给他用了几剂柴胡疏肝散，急躁易怒症就荡然无存。回去他竟然跟室友道歉，两人重归于好。原来，肝脏它是刚脏，一旦压力大，它就会像火山一样爆发。一旦你不将世间荣辱得失当回事，他就很快通调百脉，无病无灾。所以，上等医肝胆，与人无争，与世无求；中等医肝胆，柴胡疏肝散。

5. 80岁的木叔公，手莫名其妙发抖，头也晕，平时痰也很多。我说："脾虚则痰多，四肢无力。肝风动则手抖，头眩晕。"像这种土虚风动，最常见于老年人。而有一个专门克治年老土虚风动、痰多眩晕的方子，可以说是屡试不爽，那就是半夏白术天麻汤。才吃三剂药，木叔公手就不抖，头也不晕了；吃完十剂，终日吐痰的现象也没有了。《黄帝内经》讲："诸风掉眩，皆属于肝。"真是"平息肝风定眩晕，天麻此药它最灵"。"诸湿肿满，皆属于脾"，除湿化痰健脾胃，半夏白术它最行。

6. 老叔婆头巅顶被柿子打到，痛了几个月。明枪伤易好，暗剑伤难愈。如果你有准备，柿子砸在头，受伤很小；你没准备，被砸到一惊吓，受伤就大。这种惊吓加外物打击，会让伤变得缠绵难愈。战胜惊恐，要靠勇气，调理瘀伤，要用活血化瘀。我用柴胡舒肝散，把肝脏勇气调出，再加藁本、羌活、川芎，上行巅顶，活血化瘀。三剂药，她的头顶惊吓受创伤，彻底变好。

7. 西安一位患者，双乳房胀痛，我说："你如果是单边胀，可能坐姿压迫，或有外伤；如果是双边胀，一般是肝气郁结。一堵百堵，你一定经常跟周围人赌气噘嘴。"她竖起大拇指说："医生真神！"才见第一面，就对她性子了如指掌。一个中医医生，既要见病知源，也要见人知性。病症即是她的性子。只用了几剂四逆散加胸三药，她的乳房胀满症状迅速得消。可见，疏肝解郁，胀满得去；宽胸理气，何来闷疾？

8. 年轻小伙，打篮球时，跟对手抢球，胸胁被对方手肘顶到，闷胀得饭吃不下，觉睡不好。我熟读《伤寒论》，脑中马上跳出条文："胸胁苦满，默默不欲饮食。"不正是小柴胡汤证吗？为了验证这诊断，便问："你一定还伴有口苦口干，还容易眼花！"小家伙点头如捣蒜，说："真佩服！"我说："你要佩服就佩服张仲景去吧，全靠他老人家千年前写下了让后代医子医孙能吃饭的经典条文。"

方症对应，效如桴鼓。我就用小柴胡汤原方，柴胡用到20克。一般人不知道，柴胡用3～5克，升阳举陷；柴胡用10～15克，疏肝解郁；柴胡用20～25克，能行气活血；柴胡用30克，能发汗解表。第一剂药，他胃口就开了，三剂药吃完，胁肋胀痛感消失，连带口苦咽干都没了。小伙子高兴地说："这次因祸得福，赚大了。来治胁肋伤的，连带口苦咽干、眼花之症也减轻了。"可见，中医调理你身体，常常不是好一个病半个病；而是大气一转，百病乃散，一连串的病，像多米诺骨牌一样，纷纷都倒下去。

9. 生殖系统的病，因为肝经下络阴器，所以不一定要治肾。脾气暴躁之人，生殖系统容易发炎，也是这道理。俗话骂人说"气得阴毛着火"，就是医理的通俗说法。司机哥常开车超速驾驶，超车猛按喇叭，急躁。久坐让他腰腹堵塞，急躁的脾气让他肝经火烧。结果，他得了一个阴囊肿胀的病，将他治得服服帖帖。他一开车久了，急躁了，阴囊就像吹气的皮球一样变大，搞得他自己都不敢生气，生怕有一天阴囊气炸了。我给他开了四逆散加导气散（小茴香、川楝子、橘核、木香、吴茱萸），导气散就是专门对治阴部气郁胀痛的。三剂药，他的肿胀积水就消了。真是"对症汤药速见效，老发脾气病难好"，"知君能为身主宰，谨言慎行方为高"。

10. 高考时，强叔比他孩子还担心，一度胃痛胃胀，不思饮食。当作胃炎治，却没治好。我说："中医见胃，不一定要治胃。你这是肝气犯胃，叫木克土。"情志动摇，影响到肠胃消化。用四逆散配合四君子汤，一个疏肝畅情志，一个培土健脾胃。三剂药吃完，他的痛胀感就一去不复返了。从此，我每碰到因为情志喜怒、操心挂碍、紧张激动引起的胃肠消化系统疾病，统统当作木克土来治。用四逆散配合四君子汤，屡试不爽，可谓得心应手。

第六十三篇

脏腑病机——肾

1. 小孩子晚上老尿床，而且还半夜惊叫，这是恐伤了肾。用六味地黄丸，加金樱子、芡实、牛大力、黄芪，各20克，吃几剂就好了。凡是惊吓导致小便兜不住的，这叫肾虚不封藏，膀胱失约，用这组合，很快就见效。

2. 肾主藏精。肾虚后，精关便关不住。小陈遗精滑精两年多，每周都好几次，常精疲力尽，走路像丢了魂。精关不固，就用金锁固精丸。必须配合艾灸关元和石门，因为关元穴能将精元关住，石门穴，能让精关坚固如石。如此药灸结合，半个月就好了。

3. 达叔腰酸腿软，常年跟水田打交道。我说："肾阳不足后，人泡在水里都会生病。肾本来主水，可是，就像领导不能乾刚独断，主不了；结果，员工越多，越hold不住，反倒收不了。"这时，直接用肾着汤。此汤专门散掉寒湿之水，温暖脾肾阳气，腰酸腿软之症同去，背冷脚寒之疾俱除。

4. 陈江村的那叔，六十多岁，上楼梯气喘吁吁，他说："好像这气吸不到肚脐下，很辛苦。"原来气吸不下来，比饭吃不进还难受。三寸气在千般用，一息不来万事休。这明显是肾主纳气功能减退，气不归元而浮越于上，所以气喘吁吁。服用金匮肾气丸五盒以后，加上拍丹田，喘气顽疾就消失掉了。人们都知道金匮肾气丸能补肾纳气，但不知道没配合拍打丹田，纳气功能发挥不全，药物疗效不能全面施展。这就是药功配合的奇迹，服食辨证的汤药，也要配合对位的功夫锻炼。就像创事业找到贵人来帮助还不够，你自己还要拼搏努力。

5. 海叔公自己建了栋新房子后身子疲劳透支，几个月都耳朵嗡嗡作响。中医叫"肾开窍于耳"，肾中精髓透支过度，耳朵就会鸣响报警。太简单了，直接买杞菊地黄丸，能补肾添精，聪耳明目。吃完半盒，耳朵就不鸣了。怎么有人耳鸣这么好治，有人却不好泥呢？海叔他是劳苦大众，勤劳的人得了病，相比懒惰的人得了病好治；劳苦大众得的病，相对比知识分子纠结过度得的病好治；过度用身体，常常比过度用脑力要好治。就像累了困了，两三天就恢复了。可思虑过度，纠结想伤了，常常经年累月难痊愈。

6. 庵背村的一叔婆，得了健忘症，你写药方给她，等下她就忘了放哪儿，又要来重找。她说："怎么吃了几个猪脑袋，还是健忘？"我说："老年健忘，都跟肾精不足、髓海不充有关。补肾壮腰，填精充髓是治疗正道。"于是，叫她长期服用核桃跟黑芝麻糊，才不到三个月，记忆几乎恢复，不再转头即忘。黑芝麻色黑补肾，核桃硬壳之下包着脑髓。两个结合，打成糊粥来吃，能够补肾抗衰老，强精增力气，是不可多得的中老年人延年益寿好糊粥。

7. 更年期的花姨，晚上一睡觉就感到骨头在烧火，醒过来衣服常常湿掉，感叹到："照这样下去，骨头都被烧成灰了。"这叫骨蒸热火盗汗。我一看她舌苔很少，便知是阴虚火旺。才吃两瓶知柏地黄丸，骨蒸潮热退，盗汗湿衣消。更年期杂症，滋阴降火妙。

8. 毕老七十多岁，满口牙痛得饭吃不了，只能喝稀粥，他忧愁说："有牙齿的时候，就没好吃的。现在有好吃的，又没有好牙齿。人生真是苦啊！"我却笑着说："在革命的年代，战火纷飞，却能侥幸活下来；在和平的世界里，一家团聚，其乐融融，幸福无比。至于吃好吃坏，跟能活下来一家团聚比，根本没有可比性。"毕老听后，咧嘴就笑着说："是啊，我应该忆苦思甜。"于是，用六味地黄丸加骨碎补50克煎水，五剂药吃完，牙齿松动、牙痛大半年都没再出现过。

9. 大胖两条腿肿得像大象腿，走路像鸭子一样拖着走。我说："你一定常年吃冰箱藏的东西，不然舌头不会这么雪白。"正如医生所说，这大胖无冻不欢，非饮料不尝。这些冰冻饮料，把他的阳气洗劫一空，肾阳运化不了，水膀胱不气化，肿就留在脚下。用五苓散加脚肿三药（黄芪80克、益母草

20克、川芎10克)。十余剂药吃完,每天小便都是以前的两三倍,身体减掉了十多斤,脚下原本一按一个坑的,现在也好了。用这种思路,可以治疗水胖、啤酒肚以及水桶腰。凡是气阳两虚、喝水都胖的,用这汤药组合,非常有效。

10. 肾其华在发。放化疗以后,湛江的一位患者头发掉得一干二净。我说:"要补尺脉了。尺脉有根,就像树有根,虽经砍伐,随后即生。"于是,教他用黑豆、黑米、黑核桃、黑芝麻、黑色的熟地,打浆后,煮之内服。服一个多月,毛发就长出乌黑亮丽的小绒毛。因为,肾主黑,主发。肾精充盈,头发必乌黑亮丽;肾精亏虚,头发必枯黄凋零。而这五黑汤,无疑就是上乘的腰肾肥料,专门固护人体肾根的,就如乌黑的草木灰,能让蔬菜由黄叶子变为墨绿饱满。同样,乌黑的五黑汤,也能让焦黄衰退的身体焕发青春光彩。这是根据中医讲的"肾主生殖,发育,主抗衰老"得出的经验之谈。

中医治病像良相治国，良将用兵。

在医者践行到位，靠患者用心配合，两个结合，就能迅速扭转僵局，转疾苦残局为寿康身体。

古人讲：临症如临阵，用药如用兵。

连患者都是医生手下的一员大兵。

若兵能行令，言出必行，令行禁止，常常攻克疾病易如反掌，收获寿康轻而易举。

而医生平时处方用药就是储备的子弹粮草。

医生交代的医嘱就是患者这大兵要执行的军令，治病效果如何，在于医者发出的军令是否到位、患者是否执行彻底，两者结合得好，如桴鼓相应，那么拔刺雪污也就不难了。

我观现在医患关系紧张，疑难病痛日益增多，最主要原因是，医生治疗方法和患者听令养生没有巧妙结合。令行禁止药到病除。

因此，有感于医患痛苦病疾难除，便有心写一本册子——《中医治养锦囊》，回归"医者三分治，患者七分养"的中医正道上来。

这样，医患共同努力才是健康的正路。

一、常用汤方总论

人体有百种疾病，不离气血阴阳，身上千般状况，总归虚郁痰瘀。

体虚用四君子汤，气郁用四逆散，痰湿用二陈汤，血瘀用四物汤。

这四方就像针灸穴位里四总穴一样，掌握此四种方就能轻松走四方。

这四种方，又像程咬金三板斧，李小龙双截棍、日字冲拳以及连环三踢腿。

碰到困境、逆境灵活变化使用，常常能逢凶化吉，转危为安。

二、中医常用三药列举

颈三药： 葛根25克，丹参20克，川芎5克。

鼻三药： 苍耳子10克，辛夷花10克，菖蒲5克。

腰三药： 黄芪20克，杜仲10克，枸杞15克。

肩三药：黄芪25克，当归10克，鸡血藤20克。

背三药：姜黄5克，防风5克，小伸筋草15克。

胸三药：枳壳10克，桔梗10克，木香5克。

腹三药：苍术10克，厚朴10克，小茴香5克。

膝三药：川牛膝10克，牛大力10克，威灵仙5克。

扁桃三药：白英20克，青皮10克，威灵仙10克。

解郁三药：木香10克，郁金10克，香附10克。

痛痹三药：丹参20克，菖蒲5克，威灵仙5克。

水肿三药：黄芪60克，川芎10克，益母草20克。

消瘰三药：玄参5克，浙贝母10克，牡蛎10克。

抽筋三药：牛膝10克，淫羊藿30克，小伸筋草15克。

润喉三药：玄参10克，麦冬10克，桔梗10克。

火眼三药：夏枯草10克，桑叶10克，菊花10克。

风痒三药：白蒺藜15克，木贼草15克，蒲公英15克。

口疮三药：黄连5克，蒲黄10克，菖蒲10克。

消痤三药：丹参30克，菖蒲10克，连翘10克。

牙痛三药：骨碎补30克，白芷15克，地骨皮10克。

口苦三药：蒲公英30克，黄芩10克，龙胆草3克。

通气三药：柴胡10克，香附10克，川芎10克。

定风三药：天麻10克，钩藤10克，石决明10克。

止衄三药：白茅根10克，栀子10克，竹茹10克。

风三药：羌活5克，秦艽10克，防风10克。

指麻三药： 桂枝5克，细辛5克，威灵仙5克。

贫血三药： 当归10克，枸杞20克，鸡血藤30克。

便溏三药： 羌活5克，独活5克，防风5克。

肥三药： 山药30克，芡实10克，莲子10克。

瘦三药： 苍术10克，泽泻10克，鸡矢藤20克。

开胃三药： 木香10克，山楂10克，炒麦芽10克。

安眠三药： 酸枣仁15克，合欢皮20克，夜交藤30克。

降痰热三药： 全瓜蒌15克，枇杷叶15克，川贝母5克。

退寒饮三药： 干姜10克，细辛5克，五味子5克。

乳胀三药： 橘叶10克，丝瓜络15克，生麦芽20克。

湿热三药： 苍术10克，黄柏10克，薏苡仁50克。

遗尿三药： 黄芪30克，金樱子20克，牛大力15克。

胸痹三药： 瓜蒌15克，薤白15克，白酒5钱。

腰突三药： 黄芪50克，络石藤20克，黑豆20克。

润通三药： 火麻仁20克，决明子10克，炒莱菔子15克。

胃三药： 黄连5克，干姜10克，蒲公英20克。

脱肛三药： 黄芪60克，防风10克，升麻5克。

强心三药： 红参5克，红景天15克，肉桂5克。

湿毒三药： 艾叶10克，苦参5克，黄柏5克。

痛经三药： 生姜30克，大枣10枚，山楂20克。

暖丹田三药： 小茴香5克，肉桂5克，干姜5克。

收带三药： 白果20克，山药50克，芡实20克。

退黄三药：茵陈30克，栀子10克，大黄5克。

结石三药：金钱草30克，海金沙20克，鸡内金10克。

利水三药：茯苓30克，泽泻20克，王不留行10克。

睾丸三药：小茴香5克，橘核5克，川楝子5克。

痔疮三药：大黄10克，升麻5克，地榆10克。

前列腺三药：薏苡仁30克，冬瓜子20克，败酱草10克。

静脉曲张三药：独活10克，牛膝15克，续断15克。

足跟痛三药：牛膝20克，补骨脂15克，地骨皮10克。

偏枯三药：黄芪80克，牛大力30克，巴戟天15克。

强肌健力：牛大力20克，千斤拔20克，五指毛桃50克。

三、头痛

珍仔围村一怨妇，苦头痛。

凡动情绪而头痛加重者，我都以四逆散加颈三药，一剂就治好她一个月的头痛。

方药如下：

柴胡5克，白芍10克，枳壳10克，炙甘草5克，葛根25克，丹参20克，川芎5克，一剂。

医生行令：头三宝

1. 遇事不怒；2. 赤脚徒步；3. 食不胀肚。

四、鼻炎

北山中学一初中小伙晨起喷嚏连连，夜睡鼻不通气。

凡百病症、疲劳困倦后加重者，四君子汤主之。

用四君子汤加鼻三药一剂鼻窍通，三剂晨起不再打喷嚏。

方药如下：

党参10克，白术10克，茯苓10克，炙甘草5克，苍耳子10克，辛夷花10克，菖蒲5克，三剂。

医生行令：护鼻三宝

1. 远凉果；2. 戒疲劳；3. 晒太阳。

五、急性咽炎

经富小学的学生，好食街边烧烤，咽喉热肿难耐，吞口水都困难，还口臭口苦。

一切咽喉上火、扁桃体发炎，急则治其标，用四逆散解郁闷，扁桃三药散结火，两剂药服完咽痛就退了。

如果大人咽痛厉害，可加大剂量，或加胖大海、板蓝根，皆能疗咽毒。

方药如下：

柴胡5克，白芍10克，枳壳10克，炙甘草5克，白英20克，青皮10克，威灵仙10克，两剂。

医生行令：护咽三宝

1. 远离烧烤；2. 戒郁怒；3. 多喝水。

六、脖子硬结

一中学老师，性急易怒，常授课口干咽燥音嘶哑，还喝水少。

从耳下到咽部长有五六粒硬结，此肝气郁结肝郁化火。

用四逆散加消瘰三药，连服十五剂，结散如常。

方药如下：

柴胡5克，白芍10克，枳壳10克，炙甘草5克，玄参5克，浙贝母10克，牡蛎10克，十五剂。

医生行令：护脖三宝

1. 戒性急；2. 禁肥腻；3. 勤饮水。

七、声音嘶哑

卖粽子的阿姨沿街叫卖，常叫得音声嘶哑，严重时话都讲不出，自从我告诉她用四逆散配合润喉三药，治音声沙哑用不了五元，抓两三包一吃就好。

方药如下：

柴胡5克，白芍10克，枳壳10克，炙甘草5克，玄参10克，麦冬10克，桔梗10克，三剂。

医生行令：润喉三宝

1. 忌急火；2. 远煎炸；3. 莫熬夜。

八、火热眼疾

电焊工宝叔连焊七天工程，眼睛肿痛得睡下去眼皮都会打架。

我说，声光电热能过度，都会伤肝动火，用四逆散配合火眼三药夏枯草、桑叶、菊花各15克。

一剂药后眼热痛就消掉，能睡个好觉。

从此，这方被称为电焊工的神方。

方药如下：

柴胡5克，白芍10克，枳壳10克，炙甘草5克，夏枯草15克，桑叶15克，菊花15克，一剂。

医生行令：护眼三宝

1. 忌久视；2. 宜早睡；3. 莫嗔怒。

九、风痒眼疾病

暑假强妈给她孩子买部新手机，手机玩久了孩子常揉眼睛，说眼中干痒，结果越揉越红，像兔子眼一样。

此风痒用四逆散加风痒三药：白蒺藜、木贼草、蒲公英，各15克，一剂就好了。

方药如下：

柴胡5克，白芍10克，枳壳10克，炙甘草5克，白蒺藜15克，木贼草15克，蒲公英15克，一剂。

医生行令：护眼三宝

1. 少玩手机；2. 爬山眺望；3. 早睡养眼。

十、颈椎病

小车司机阿龙哥，常疲劳，腰弯背驼颈僵，严重时还头晕，开车都害怕。

此一过性脑缺血，脑供血不够。

凡万物气足则饱满直挺，气虚则干瘪弯曲。

用四君子汤加颈三药，连服十剂药，疲惫感消除，颈僵硬也柔和了。

方药如下：

党参10克，白术10克，茯苓10克，炙甘草5克，葛根50克，丹参30克，川芎10克，十剂。

医生行令：护颈三宝

1. 忌疲劳工作；2. 忌消极悲观；3. 宜轻松自然。

十一、脱发

冬梅高考完后，老掉头发，致使紧张焦虑加气血不及，所谓焦头烂额则掉发，气血亏虚此枯槁。

用四逆散解焦虑，四君子汤、四物汤补气血。

七剂服完焦虑去，头发不掉了，恢复精神，容光焕发。

方药如下：

柴胡5克，枳壳10克，白芍10克，炙甘草5克，党参10克，白术10克，茯苓10克，当归10克，熟地10克，川芎5克，七剂。

医生行令：<u>护发三宝</u>

1. 戒焦虑；2. 戒疲劳；3. 多运动。

十二、耳鸣

伐木工连日砍树疲劳，耳朵嗡嗡作响。

《脾胃论》云："脾胃虚则九窍不通。"

人疲劳、疲倦是脾虚，孔窍就会不够灵利。

用四君子汤加腰三药，以腰肾开窍于耳，三剂药后耳鸣响就消去，皆大欢喜！

方药如下：

党参10克，白术10克，茯苓10克，甘草5克，黄芪20克，杜仲10克，枸杞15克，三剂。

医生行令：<u>护耳三宝</u>

1. 戒房劳；2. 戒凉饮；3. 戒操劳。

十三、口腔溃疡

林哥考驾照，紧张不安，口舌溃烂。

凡心性急、肝火大就会长疮，用四逆散加口疮三药：黄连、蒲黄、菖蒲。两剂，口舌生疮就好了。

方药如下：

柴胡5克，枳壳10克，白芍10克，炙甘草5克，黄连3克，菖蒲5克，蒲黄5克，两剂。

医生行令：防疮三宝

1.忌肥甘厚腻；2.忌紧张着急；3.忌口渴忘饮。

十四、夜盲

老阿公每逢夕阳下山，眼前就像天一样暗，这是年老体弱、精油不够。

人的油生于脾，精出于肾，所以用四君子汤健脾生油，五子衍宗丸补肾壮精。

十剂吃完，天暗了眼睛还是亮的。

方药如下：

党参10克，白术10克，茯苓10克，炙甘草5克，车前子5克，枸杞子5克，覆盆子5克，菟丝子5克，五味子5克，十剂。

医生行令：护眼三宝

1.忌疲劳；2.不计较；3.少内耗。

十五、暗斑

小丽眼下有指甲盖大的瘀斑，每每压力大，劳累时斑就更暗。

我说，用四逆散解压，用四君子缓疲劳。

结果服完一周的药，斑色淡了。

方药如下：

柴胡5克，白芍10克，枳壳10克，炙甘草5克，党参10克，白术10克，茯苓10克，七剂。

医生行令：消斑三宝

1.勿劳心；2.莫激动；3.惜精神。

十六、青春痘

县城中学的小江脸上星星点点长满青春痘，心很烦。

我说，痤疮乃郁火所生。用四逆散加丹参、菖蒲、连翘。

吃完五剂，痤疮就消掉了。

如果严重痤疮有痤疤的，还要加乳香、没药，各5克，活血化瘀疤。

方药如下：

柴胡5克，枳壳10克，白芍10克，炙甘草5克，丹参10

克，菖蒲5克，连翘5克，五剂。

医生行令：<u>祛痘三宝</u>

1. 心态好；2. 远烧烤；3. 夜不熬。

十七、低血压

庵背村的丁叔，低血压80/50mmHg，上楼梯都眩晕。

血压低乃心脾力量减弱，用四君子加强心三药： 红参5克，红景天15克，肉桂5克，煎汤时还可放进姜枣。

服用半个月，萎黄的脸色转红，声音变大，上下楼梯头不晕，一量高压上到100mmHg，身体舒服。

方药如下：

党参10克，白术10克，茯苓10克，炙甘草5克，红参5克，红景天15克，肉桂5克，十五剂。

医生行令：<u>升压三宝</u>

1. 远凉饮；2. 好心情；3. 多劳动。

十八、高血压

龙山的何叔头晕，摔倒在地上，一量血压180mmHg，孩子着急要从外地赶回来。

我说，先用四逆散加颈三药：葛根、丹参、川芎。这颈三药不但治颈僵、头晕，还有活血化瘀、通脉减压之功效。

我在临床上常碰压力大、睡眠差、人紧张焦虑不安的，一用此方效果不错。

服了两剂药后血压就降正常了，大半年没有头晕。

方药如下：

柴胡5克，枳壳10克，白芍10克，炙甘草5克，葛根25克，丹参20克，川芎5克，两剂。

医生行令：<u>降压三宝</u>

1. 不生气；2. 不熬夜；3. 不激动。

十九、牙痛

辉叔熬夜，赶工要把机器做出来，一周后牙痛难以进食。

凡紧张焦虑疾病，皆四逆散主之，再加牙痛三药：骨碎补30克，白芷15克，地骨皮10克。一剂药吃完，牙痛就好了。

方药如下：

柴胡5克，枳壳10克，白芍10克，炙甘草5克，骨碎补30克，白芷15克，地骨皮10克，一剂。

医生行令：<u>牙痛三宝</u>

1. 忌紧张；2. 少熬夜；3. 多喝水。

二十、口苦

花伯因为带孙子，长期睡不好觉，口干渴不止，长期肝胆经不能放松，睡醒后口苦难耐。

用四逆散放松肝胆经，再加口苦三药：蒲公英30克，黄芩10克，龙胆草3克。

三剂吃完，两个月的口苦消无踪影。

方药如下：

柴胡5克，枳壳10克，白芍10克，炙甘草5克，蒲公英30克，黄芩10克，龙胆草3克，三剂。

医生行令：口苦三宝

1. 晨起多饮水；2. 晚上睡好觉；3. 下午要习劳。

二十一、呼噜

快递小哥常常打呼噜，呼噜乃痰湿阻窍。

用二陈汤祛除痰湿，鼻三药开启气道。

服完七天的药，竟然熟睡夜无响声，白天也不用吐痰。

可见，痰乃呼噜之根，二陈汤乃治痰神器。

方药如下：

法半夏10克，陈皮5克，茯苓20克，炙甘草5克，苍耳子10克，辛夷花10克，菖蒲5克，七剂。

医生行令：呼噜三宝

1. 勿食肥甘厚腻；2. 不熬夜疲劳；3. 不形寒饮冷。

二十二、耳闭

深圳的小伙子在外喝酒后，单边耳朵居然听不到声音，此因肝胆经被酒气所阻，用四逆散加通气三药，即王清任《医林改错》上的通气散：柴胡10克，香附10克，川芎10克。

古书上说，此三药最善治耳聋听不到雷声，它也是一切气不通、血不行的终结者。两剂药吃完，小伙子耳朵就通开，听到声音了。

方药如下：

柴胡10克，枳壳10克，白芍10克，炙甘草5克，香附10克，川芎10克，两剂。

医生行令：护耳三宝

1. 少饮酒；2. 莫烦躁；3. 忌肥甘厚腻。

二十三、印堂发黑

江叔额头发黑变暗，怎么洗也洗不掉，接着就出了交通事故。

所谓"印堂发黑必倒霉"，这不是民间迷信，是心血不够，反应力就会下降，矮凳都能将你绊倒。

为避免祸不单行，用四逆散引动肝风去吹乌云，配合强心三药制造阳光，消除阴翳。

三剂药服完，额头的暗影不见了。

方药如下：

柴胡5克，枳壳10克，白芍10克，炙甘草5克，红参5克，红景天10克，肉桂5克，三剂。

医生行令：亮额三宝

1. 存好心；2. 说好话；3. 干好事。

二十四、头伤

龙婶去摘橄榄，被树枝砸到头，痛了半个月，治跌打伤用四物汤，伤到头就用头颈三药，因为头痛不离川芎。

用四物汤加颈三药，五剂吃完痛就没掉了。

方药如下：

当归10克，熟地10克，白芍10克，川芎5克，葛根25克，丹参20克。

医生行令：头伤三宝

1. 戒思虑；2. 远风冷；3. 不激动。

二十五、鼻流涕

六岁小娃鼻涕常拖到嘴巴。

这是我最会治的小儿脾虚鼻流清涕，只需要重用黄芪30～50克，几乎流清涕的病症都可治愈。

我用四君子汤加屏风三药（即玉屏风散），三剂药后鼻流清涕就没了。

方药如下：

黄芪30克，炒白术10克，防风5克，党参10克，茯苓10克，炙甘草5克，三剂。

医生行令：护鼻三宝

1. 忌形寒饮冷；2. 多习劳习武；3. 宜早睡早起。

二十六、眼抖乱跳

玉都里有个加工玉石的师傅，工作时需要长时间用眼睛盯着看，导致眼睛莫名其妙抖动。

民间说：左眼跳财，右眼跳灾。

现在两边都抖动，怎么办？

用四君子汤培土息风，用四逆散缓解紧张过度。

五剂药吃完，眼睛不抖动乱跳了。

方药如下：

党参10克，白术10克，茯苓10克，炙甘草5克，柴胡5克，白芍10克，枳壳10克，五剂。

医生行令：护眼三宝

1. 戒久视；2. 戒紧张；3. 戒疲劳。

二十七、子宫肌瘤

二村的善姨做完摘除子宫肌瘤的手术后，白天都打瞌睡，掉眼皮，恨不得用牙签把眼皮撑起。

气血虚，人易疲。

人一疲，掉眼皮。

用四君子汤补气，用四物汤补血，两汤合起来叫八珍汤。

一个自强不息的方，一个厚德载物的方，八味药能把人最珍贵的气血补回来。

喝完后，白天不瞌睡，平时也不耷拉眼皮了。

所以术后体虚用八珍汤。

方药如下：

党参10克，白术10克，茯苓10克，炙甘草5克，当归10克，熟地10克，白芍10克，川芎5克。

医生行令：抗疲劳三宝

1. 饭后百步走；2. 睡前一盆水；3. 拍打丹田。

二十八、摇头病

广州有个小孩，头会莫名其妙摇动，没有音乐也像摇滚乐手那样。

我一见他两边下巴肉少，这叫土虚则木摇，怎么办？

用培土四君子汤加定风三药，天麻10克，钩藤10克，石

193

决明10克。

这样培土息风，土实则木牢。

如农民培土，则树不易被风撼动。

吃了半个多月药，头就不怎么摇了，可见小孩的病，护好脾胃都会减轻。

方药如下：

党参10克，白术10克，茯苓10克，炙甘草5克，天麻10克，钩藤10克，石决明10克，十五剂。

医生行令：护头三宝

1. 少住环境吵的地方；2. 少看手机电脑；3. 少食煎炸烧烤食物。

二十九、鼻血

八岁的孩子体育课结束，鼻子流血不止，纸巾都塞不住。

急则治其标，血随气升降，降气则是止血。

用降气的二陈汤加止衄三药：白茅根10克，栀子10克，竹茹10克。

当时抓来喝了，血就止了。

凡血热妄行，不管眼鼻耳口舌出血，用这组合效果都不错。

方药如下：

法半夏10克，陈皮5克，茯苓20克，炙甘草5克，白茅根

10克，栀子10克，竹茹10克，一剂。

医生行令：<u>止血三宝</u>

1. 忌剧烈运动；2. 忌烟酒辛辣；3. 忌性格暴躁。

三十、面麻

高村的梅阿姨面麻、舌头歪斜，我说："要么你近来吵架了，要么睡在风口上了"。

她说，就是吵完架，睡风口了。

速用四逆散解其郁怒，用风三药：羌活5克，秦艽10克，防风10克，散其邪风，面不麻了，舌头也复正了。

须知：坐卧不当风，怒气莫冲胸！

方药如下：

柴胡5克，枳壳10克，白芍10克，炙甘草5克，羌活5克，秦艽10克，防风10克，三剂。

医生行令：<u>面麻三宝</u>

1. 慎风寒；2. 戒嗔怒；3. 惜精神。

三十一、肩周炎

茶农常冒雨雾采茶，时间久了肩痹痛不能上举，此脾虚肢无力，用四君子汤加肩三药：黄芪50克，当归20克，鸡血藤30克，一补够气，人就像风扇得电力，旋转没问题。

方药如下：

党参10克，白术10克，茯苓10克，炙甘草5克，黄芪50克，当归20克，鸡血藤30克。

医生行令：护肩三宝

1. 忌汗出湿衣；2. 忌冷水淋体；3. 忌体虚勉强劳力。

三十二、肘痹

大学老师常打网球，肘关节久痛不愈。

凡慢性劳损，皆气血两虚，服四君子汤加四物汤十剂，肘关节疼痛豁然而愈。

可见四肢气力源自于脏腑血气。

血气虚，百病欺。

方药如下：

党参10克，白术10克，茯苓10克，炙甘草5克，当归10克，熟地10克，白芍10克，川芎5克，十剂。

医生行令：护肘三宝

1. 不剧烈甩手；2. 不过度负重；3. 作息要规律。

三十三、四逆症

百货公司一女孩腕关节以下凉冷如冰，好像气血都没下来，中医称之四逆证。

凡这种手不过肘、脚不过膝的冷，实脾胃的气血被肝所郁住疏松不出。

女孩惊讶地说："医生断得真准。"

对老板有意见，工资少，干活多，常气得干活没劲，吃饭不香。

我用补脾的四君子汤和能把郁闷解散的四逆散，七剂药吃完，手凉居然没有了。

方药如下：

党参10克，白术10克，茯苓10克，炙甘草5克，柴胡5克，白芍10克，枳壳10克，七剂。

医生行令：护手三宝

1. 心态好；2. 手勤劳；3. 多付出。

三十四、手指麻

庵背村的唐叔公十个手指都麻痹。

我说"要多干活"，他说："我是最会干活的。"

我说，任劳容易任怨难，你想要好事连连身体健，记住我这句话：付出不求回报，还要真感恩，好事自然来。

于是，我用治劳损伤脾的四君子汤配合能将气血送达四肢末梢的指三药：桂枝5克，细辛5克，威灵仙5克。

结果十剂药吃完，几年的手麻好了。

方药如下：

党参10克，白术10克，茯苓10克，炙甘草5克，桂枝5克，细辛5克，威灵仙5克，十剂。

医生行令：护指三宝

1.汗出别洗手；2.愤怒时别吃饭；3.着急时别干活。

三十五、指甲脆断

广西来的女孩指甲容易脆断。

我说，我的指甲是隆饱起来的，你的指甲是平憋下去的。

指甲、头发都是气血充足饱满后才长得亮泽粗壮。

气血不足，男用四君子，女用四物汤。

指甲又是肝血所注，肝筋所长。

所以另加指甲三药（此三药对贫血效果特好）：当归10克，鸡血藤30克，枸杞20克。

吃完半个月，居然指甲不脆断了。

凡是灰指甲、月牙长不好、指甲扁平容易脆断，或指甲按下去一松手血气回弹慢的，用这组合效果都不错。

方药如下：

当归10克，熟地10克，白芍10克，川芎5克，鸡血藤30克，枸杞20克，十五剂。

医生行令：护甲三宝

1. 晒太阳；2. 勤运动；3. 早睡觉。

晒太阳让指甲变得硬；

勤运动让指甲长得快；

早睡觉让指甲的血色变红润。

三十六、背酸痛

建筑工，睡醒后背部酸痛，此弯腰负重，背伤劳损，用四君子汤配合背三药。

服完七剂，晨起背酸痛就消去了。

可见，背痛不离姜黄，真神验也。

方药如下：

党参10克，白术10克，茯苓10克，炙甘草5克，姜黄5克，防风5克，小伸筋草15克，七剂。

医生行令：护背三宝

1. 忌负重过度；2. 忌弯腰塌背；3. 忌悲观沮丧。

三十七、背痛

一妇女喊背痛。

我说，你手不能提，肩不能挑，也没干重体力活，怎么会背痛？

她说："气出来的。"

《黄帝内经》曰："背者，胸中之府。"

这时就要用通宣理肺的方法使胸肺郁闷散，腰背疼痛安。

用四逆散加胸三药，并不用一味药刻意治背，五剂药吃完她背痛就好。

方药如下：

柴胡5克，白芍10克，枳壳10克，炙甘草5克，桔梗10克，木香5克，五剂。

医生行令：强背三宝

1. 戒怒冲胸；2. 戒人无勇；3. 戒胸无大志。

人只要有大志，就不会轻易被他人激怒。

三十八、背刺痛

快递员申哥，常背负四五十斤东西，在城市写字楼几十层楼之间上下派货。

有一次用力过猛背部拉伤，一直刺痛，活络油不能根治。

我说，背刺痛乃有淤血，用四物汤加背三药，当作跌打伤治。

七剂药吃完，背好得七七八八。

方药如下：

当归10克，熟地10克，白芍10克，川芎5克，姜黄5克，防风5克，小伸筋草15克，七剂。

医生行令：<u>用背三宝</u>

1.忌猛烈出力；2.忌着急做事；3.忌疲劳负重。

三十九、背冷

凌姐生完孩子后背部常犯冷，此体虚阳气不济。

阳春布德泽，万物生光辉。

用桂枝汤加背三药，使阳气敷布到背上去，三剂药就好了。

可知，桂枝乃暖胸背上肢、头面之神方也。

方药如下：

桂枝10克，白芍10克，甘草5克，生姜3片，大枣5枚，姜黄5克，防风5克，小伸筋草15克，三剂。

医生行令：暖背三宝

1.宜用热水袋暖背；2.多用太阳晒背；3.宜用艾条烤背。

四十、脊骨痛

台风暴雨，老农从头淋到脚，回家后整条脊骨痛，腰像要断了，脖子也不能旋转，整个人像僵尸一样，家人都以为要坏事了。

我说，别慌，用桂枝汤加脊骨三药：羌活10克，独活10克，防风10克。

羌活主腰以上脊骨被风寒主侵。

独活主腰以下脊骨被风寒主侵。

防风乃风药润剂，通治一切伤风。

第一剂吃完，人就能下床了。

三剂，汗出身轻不再僵硬。

可见人会僵硬乃风寒湿所侵。

方药如下：

桂枝10克，白芍10克，甘草5克，生姜3片，羌活10克，独活10克，防风10克，三剂。

医生行令：护脊三宝

1. 远风寒湿；2. 保精气神；3. 练仁智勇。

四十一、腰椎间盘突出

电脑编程员长期久坐，腰酸。

一拍片，腰椎间盘突出，压迫神经导致脚也痛。

凡腰肌劳损，虽在腰，要治脾，因腰脊也是肌肉，归脾所主，用四君子汤加腰突三药：黄芪50克，络石藤20克，黑豆20克。

七剂药服完，腰不酸了，腿也不痛了。

方药如下：

党参10克，白术10克，茯苓10克，炙甘草5克，黄芪50克，络石藤20克，黑豆20克，七剂。

医生行令：<u>腰突三宝</u>

1. 戒疲劳；2. 戒久坐；3. 多运动。

四十二、富贵包

潮州的华姐，脖子上有拳头大的富贵包。

自从发福后，人容易气喘痰多打呼噜，记性下降。

这都是一个病——痰湿，像垃圾堵在颈背上了。

开二陈汤加颈三药，配合天天拍打，一个月不到，富贵包就基本消了，因为包块大都是痰湿作祟。

二陈汤乃治痰包妙方，颈三药只不过把药力集中到颈上去化痰包而已。

方药如下：

法半夏10克，陈皮5克，茯苓20克，炙甘草5克，葛根25克，丹参20克，川芎5克。

医生行令：<u>富贵包三宝</u>

1. 戒胡吃海塞；2. 忆苦思甜；3. 知恩报恩。

家富提携亲戚，岁饥赈济邻朋。

四十三、气岔腰痛

工厂车间的一工人，拉货时闪着腰，痛得直不起。

凡气岔用四逆散，由于气岔在腰，就用腰三药： 黄芪、杜仲、枸杞子。

吃一剂好一半，三剂吃完没事了。

方药如下：

柴胡5克，枳壳10克，白芍10克，炙甘草5克，黄芪20克，杜仲10克，枸杞15克，三剂。

医生行令：护腰三宝

1. 忌房劳伤精；2. 忌久坐伤腰；3. 忌强力举重。

四十四、腰冷僵痛

龙江边的渔农，经常半截身子泡在水里，年老后活动不利，腰常沉重硬冷。

这是风寒湿入侵腰骨，用四君子汤，提高肌肉皮肤抵抗力，再加腰三药，一举将风寒湿流赶跑。

七剂药服完，腰松通，不沉重，不僵冷，暖融融。

方药如下：

党参10克，白术10克，茯苓10克，甘草5克，黄芪20克，杜仲10克，枸杞子15克，七剂。

医生行令：暖腰三宝

1. 忌汗出入水；2. 忌饮冷吃冰；3. 忌心灰意冷。

四十五、强直性脊柱炎

棉湖的小伙子，背脊僵硬，不能转身，医院检查，诊断为强直性脊柱炎，要休学养病。

我说，这种病有勇气的人能战胜。

这是"气血虚，百病欺。"

人虚累时不想动，气血亏少时脊柱骨也难转通。

用四君子汤补气，让人自强不息；

四物汤补血，让人厚德载物。

配合腰三药壮腰肚。

服用三个月，加撞背爬行，赤脚登山，甩手拍掌，居然腰背转动灵活，比正常人旋转灵活度都大。

可见，练功以后不但能治疑难病，还能让身体比健康时更强壮。

方药如下：

党参10克，白术10克，茯苓10克，炙甘草5克，当归10克，熟地10克，白芍10克，川芎5克，黄芪20克，杜仲10克，枸杞子15克。

医生行令：强直三宝

1. 忌冷言冷语；2. 忌久坐湿地；3. 忌手淫房劳。

四十六、胸痛

高中生体育课上打篮球，胸部被人用肘顶伤，半个月难耐，一集中注意力胸就痛，此瘀血在胸。用四物汤加胸三药（我称之为"小血府逐瘀汤"）。

三剂药没吃完，胸痛就好了。

周身之气通而不滞，血活而不留瘀，气通血活，何患疾病不愈！

方药如下：

当归10克，熟地10克，白芍10克，川芎5克，枳壳10克，桔梗10克，木香5克，三剂。

医生行令：护胸三宝

1. 莫气恼；2. 莫急躁；3. 宜谨慎。

四十七、胸闷

一中学老师夜晚睡觉时突然发作，胸痛如针刺，气闷窒塞，天气凉冷加重。

这是胸中清廓之气被夜晚寒邪所袭。

用桂枝汤加通宣理肺的胸三药，三剂，胸闷连胸痛消去。

方药如下：

桂枝10克，白芍10克，炙甘草5克，生姜3片，大枣7枚，枳壳10克，桔梗10克，木香5克，三剂。

医生行令：胸闷三宝

1. 远风寒；2. 多说暖心话；3. 多晒太阳。

四十八、胸痛短气

一位退休工人，易怒，性急。

每当劳累后，就心慌短气。

所谓"劳者温之"，疲劳加重的病都是脾虚引起！

用四君子汤甘能缓急，加胸三药宽胸理气，短气胸闷之感俱消。

可见，若要身体好，莫让他疲劳。

方药如下：

党参10克，白术10克，茯苓10克，甘草5克，枳壳10克，桔梗10克，木香5克，三剂。

医生行令：劳累三宝

1. 戒嗔；2. 戒烦；3. 戒急。

大凡人劳倦不堪，人嗔怒、烦躁、着急后会加重。

四十九、烦闷

阿江炒股亏得一塌糊涂，又爱买六合彩，心烦气躁睡不着。

想不通要宽胸，用四逆散配合胸三药，一疏肝解郁，一宽胸理气。

吃完第一剂放了很多屁，就睡个好觉，烦闷俱消。

可见，善用理气药可解决世人想不通、睡不着的症状。

方药如下：

柴胡5克，枳壳10克，白芍10克，炙甘草5克，桔梗10克，木香5克，一剂。

医生行令：烦闷三宝

1. 不贪；2. 不投机取巧；3. 不赌钱。

"赌"通胸中堵塞的"堵"，好赌之人容易胸口堵塞，最后想不开。

五十、痰咳

老农有低保后，就不耕田种地了，爱上了喝酒，每日吐痰不尽，咳嗽难耐。

我说，勤为健康宝，懒人身体糟，痰乃懒所化。

用二陈汤化其痰湿，用胸三药畅通胸膈。

三剂药后胸宽气顺，咳痰变少。

可见，国家给你钱财，你不去耕田劳动，是祸不是福，乃福中含祸！

方药如下：

法半夏10克，陈皮5克，茯苓20克，炙甘草5克，桔梗10克，枳壳10克，木香5克，三剂。

医生行令：痰咳三宝

1. 戒懒；2. 戒酒；3. 戒怒。

五十一、胸痛彻背

一老妇冠心病，胸痛连到后背，服救心丸稍安。

一个月内反反复复，她以为将不久于人世。

我说，胸中乃阳中之阳，最忌心灰意冷、冷言冷语，只要不讲负能量的话，命还长着呢。

她听了哈哈大笑。

我用桂枝汤加胸痹三药，即瓜蒌15克，薤白15克，白酒1杯，兑到煮好的汤药里，吃三剂胸就不痛了。

难怪孙思邈讲，只要能做到善言不离口，乱想莫经心，他就很长命。

方药如下：

桂枝10克，白芍10克，甘草5克，生姜3片 瓜蒌15克，薤白15克，白酒1杯，三剂。

医生行令：胸痹三宝

1. 忌心灰意冷；2. 忌冷言冷语；3. 忌冷风冷雨。

善言不离口就是不讲冷言冷语；

乱想莫经心，就是不存心灰意冷的念头。

五十二、乳胀

江西的安姨时不时乳房胀满，着急时候更厉害，经期前后更严重。

用四逆散加乳胀三药：橘叶10克，丝瓜络15克，生麦芽20克，七剂药吃完就没胀过了。

可见胀乃气滞。疏肝解郁胀满去。

方药如下：

柴胡5克，白芍10克，枳壳10克，炙甘草5克，橘叶10克，丝瓜络15克，生麦芽20克，七剂。

医生行令：乳胀三宝

1. 忌义愤填膺；2. 忌怒火攻心；3. 忌无事常生闷气。

须知毁掉人生的三种气：小气、闷气与傲气。

五十三、抑郁

玫瑰，常心情不好，一点小事就压抑唉声叹气，久而久之腋下胸胁闷痛。

去看心理医生，医生说有抑郁症。

我说，哪有什么抑郁症？是运动锻炼少了，气血不对流。

你看，我们的父母在热火朝天地干活的年代，哪有时间抑郁?

用四逆散加解郁三药：木香10克，郁金10克，香附10克。

再加日行七公里，什么郁闷也消去，不再唉声叹气了。

方药如下：

柴胡5克，白芍10克，枳壳10克，炙甘草5克，木香10克，郁金10克，香附10克。

医生行令：解郁三宝

1. 日行七公里；2. 夜睡七小时；3. 饭食七分饱。

凡事不过度，就是大好药。

五十四、哮喘

水磨村的老叔半夜常喘醒，痰多盈碗。

我问，是清稀还是黄浊?

他说，清稀。

所谓"脾乃生痰之源"，清稀乃肺间寒。

用四君子汤健脾加退寒饮三药：干姜10克，细辛5克，五味子5克。

当天吃完，晚上居然不喘！

他一高兴连吃二十剂，哮喘好了七七八八，高兴地要将此方永远珍藏，作为传家宝。

古书上说"若要痰饮退，宜用姜辛味"，真没有骗我们啊。

方药如下：

党参10克，白术10克，茯苓10克，炙甘草5克，干姜10克，细辛5克，五味子5克，二十剂。

医生行令：<u>祛寒痰三宝</u>

1. 饮温水；2. 讲温馨的话；3. 做暖心的事。

五十五、肺炎

小学生，咳吐浓浊痰，肺部有炎症，发热，应该怎么办？

只需要将痰热往下撤，用二陈汤加痰热三宝：全瓜蒌15克，枇杷叶15克，川贝母5克。一剂药，烧就退下了，三剂药痰消。

真如古人所讲，若要痰热退，瓜蒌、贝母、枇杷叶各抓一把就对。这三药对热痰上犯效果极好。

方药如下：

法半夏10克，陈皮5克，茯苓20克，炙甘草5克，全瓜蒌15克，枇杷叶15克，川贝母5克，三剂。

医生行令：<u>降痰三宝</u>

1. 忌食煎炸烧烤食物；2. 忌过度温饱；3. 忌懒惰气恼。

现在小孩肺炎、肺热多，跟饮食过度丰厚关系大。若要小儿安，三分饥与寒。

五十六、失眠易怒

汽车售票员，整日心烦脑热爱发飙，晚睡眠浅，容易惊醒，神经得不到放松，眼眶黑得厉害。

用四逆散放松神经，配合安眠三药：酸枣仁15克，合欢皮20克，夜交藤30克。

服完药后睡得雷打不动，白天烦躁也减少了。可见，睡觉好，自己就少发飙，黑眼眶也减少！

方药如下：

柴胡5克，白芍10克，枳壳10克，炙甘草5克，酸枣仁15克，合欢皮20克，夜交藤30克。

医生行令：安眠三宝

1. 不控制；2. 不占有；3. 不计较。

五十七、心衰

八十岁的干叔公坐在凳上一整天都不想动。

我说，不是他不想动，是他的心脏没动力。

一检查，心衰，脉搏每分钟只有50下。

用温阳的桂枝汤加强心三药：红参5克，红景天10克，肉桂5克。

老人家吃完后，说："心舒服了，能在祠堂周围走来走去，脉跳到每分钟70，驼下去的背也变直了，整个家庭都把这方当作保命方。"

方药如下：

桂枝10克，白芍10克，甘草5克，生姜3片，红参5克，红景天10克，肉桂5克。

医生行令：护心三宝

1. 晒太阳；2. 多散步；3. 夜泡脚。

五十八、食积

超市老板的小孩三餐是数饭粒吃饭，口臭。

我说，不是厌食，实乃不饿，零食吃多了，主食就不想吃，断掉零食就好了。

用二陈汤加开胃三药：木香10克，山楂10克，炒麦芽10克，三剂。

服药第二天吃饭就狼吞虎咽，胃口大。

可见二陈汤善消零食积滞，不吃主食大多是零食吃多了。

方药如下：

法半夏10克，陈皮5克，茯苓20克，炙甘草5克，木香10克，山楂10克，炒麦芽10克，三剂。

医生行令：食积三宝

1. 戒零食；2. 多运动；3. 莫吃撑。

五十九、厌食

一白领有房有车有好工作，就是没好胃口。

我说，想开胃得先开心，你看人们节假日开心时，胃口比平常开得大。

用畅情志、开心胸的四逆散配合开胃三药，吃完三剂。

她高兴地说，现在吃饭真香，食欲旺旺啊！

可见，老开不了胃，很多时候是人不开心，心能管胃！

方药如下：

柴胡5克，白芍10克，枳壳10克，炙甘草5克，木香10克，山楂10克，炒麦芽10克，三剂。

医生行令：厌食三宝

1. 少荤多素；2. 少坐多走路；3. 少贪多知足。

人要多看点抗战片，忆苦思甜，就知道身处在这和平年代真幸福！

六十、大病无食欲

古阿姨车祸后又大病一场，胃气大伤，食欲全没，连输好几次血还贫血。

治贫血要脾胃自己造血才是王道。

用四君子汤让肠胃造血功能加强，配合开胃三药让胃苏醒过来。

一喝这汤药，人就有劲，食欲就增强，慢慢由喝粥变为吃干饭。

可见，术后、灾后、大病重伤后没胃口，要健脾跟开胃双管齐下，连补带消。

健脾则存体力，开胃则有食欲。

中焦轴动，四维轮行，中焦轴滞，四维轮停。

方药如下：

党参10克，白术10克，茯苓10克，炙甘草5克，木香10克，山楂10克，炒麦芽10克。

医生行令：<u>健胃三宝</u>

1. 少思虑；2. 多揉腹；3. 勤走路。

六十一、增高

小孩脾胃差，不长个，易感冒，怎么办？

《黄帝内经》曰："四季脾旺不受邪。"

健脾扶正很重要，沙叔的孩子就属胃口小不长高。

用四君子汤配合脾三药：山药30克，芡实10克，莲子10克，煮水代茶饮。

而脾三药也叫肥三药，让瘦者长得像山药、芡实、莲子那样圆鼓鼓，饱满扎实的样子。

吃了明显胃口好，身体病痛都少，一拔节就显得高。

方药如下：

党参10克，白术10克，茯苓10克，炙甘草5克，山药30克，芡实10克，莲子10克，代茶饮。

医生行令：增高三宝

1. 睡觉好；2. 运动好；3. 心态好。

六十二、减肥

五金城的员工苦于肥胖血脂高，问有没有中药能减肥瘦身呢？

人肥的是痰湿、水饮、积滞。

二陈汤乃化痰神剂，也是化油脂的妙方。

于是我用二陈汤加瘦三药：苍术10克，鸡矢藤20克，泽泻10克。

一个月后她开心地跟我讲成功减掉二十多斤，中医真行。

方药如下：

法半夏10克，陈皮5克，茯苓20克，炙甘草5克，苍术10克，鸡矢藤20克，泽泻10克，三十剂。

医生行令：瘦三宝

1. 管住嘴；2. 迈开腿；3. 要早睡。

六十三、胃痛

长途车司机吃饭不定时，时常边开车边胃痛。

我说，你这一定是着急犯胃，吃凉的痛，吃热的也痛，是吧？

他点头说："医生讲得真神。"

于是用四逆散加胃三药：黄连5克，干姜10克，蒲公英20克。

黄连、干姜寒温并用，蒲公英乃胃病专药，一吃就见效，胃就不痛了。

方药如下：

柴胡5克，白芍10克，枳壳10克，炙甘草5克，黄连5克，干姜10克，蒲公英20克。

医生行令：养胃三宝

1. 软点；2. 暖点；3. 缓点。

注重这养胃三字诀，没有保护不好的胃。

六十四、胃胀

中学的老师吃饭狼吞虎咽，做事雷厉风行，老是喊胃胀难耐。

于是用二陈汤加胸三药。

他真怀疑这六元钱三包的一小撮药能治好病。

我说，尿泡虽大无重量，秤砣虽小压千斤。

结果不到十块钱的药就把他的胃胀治好了。

从此，他对我言听计从。

方药如下：

法半夏10克，陈皮5克，茯苓20克，炙甘草5克，桔梗10克，枳壳10克，木香5克，三剂。

医生行令：胃胀三宝

1. 吃饭慢一点；2. 走路慢一点；3. 说话慢一点。

六十五、焦虑

装修工得了焦虑症，老是杞人忧天，害怕自己明天会不会死掉，老是莫名其妙急躁冲动。

我说，车道狭窄时都开得着急紧张，车道宽敞时众人都开得开心。

交通堵塞急躁烦，经络不通人不安。

用四逆散加胸三药，他以为我安慰打发他只开六味药。

我说，疑乃五毒之一，请师从师，既然请医生就要听医生的话。

结果他吃了五剂后，居然焦虑感消失，又工作去了。

方药如下：

柴胡5克，白芍10克，枳壳10克，炙甘草5克，桔梗10克，木香5克，五剂。

医生行令：焦虑三宝

1.多爬山；2.少攀比；3.若要身体好，赤脚满地跑。

六十六、懒惰

小胖一屁股坐在凳上，整天都不想起来，他妈妈说来找曾老师治懒病了。

我说，脾虚湿重则懒惰不动。用健脾的四君子汤让脾胃动起来，加辛香辛温的桂枝汤。

半个月后，小胖妈妈说孩子比以前勤快多了，怎么药物可以改掉懒习？

原来，中医讲芳香冲动，辛香行气。

桂枝汤就是让人发汗，气血动起来。

而四君子汤甘甜益力，能让人动得耐久。

方药如下：

党参10克，白术10克，茯苓10克，炙甘草5克，桂枝10克，白芍10克，生姜3片，十五剂。

医生行令：治懒三宝

1.跟着勤奋的人；2.做正能量的事；3.切莫沉迷手机。

圈子很重要，一懒跟十勤，这懒也变勤。一勤跟十懒，这勤也变懒。

六十七、便溏

生哥苦于大便溏烂不成形，常一天上厕所好几次，人没劲，记忆力下降。

用四君子汤配合便溏三药：羌活5克，防风5克，独活5克。

第一剂吃完大便就成形了，连服十剂，几个月都没有便溏，记忆力居然也好起来。

原来，便溏三药都是风药，风能胜湿，风能让清阳出上窍，大便自然就不烂掉，大脑也好了。

所以，治起来立竿见影。

方药如下：

党参10克，白术10克，茯苓10克，炙甘草5克，羌活5克，防风5克，独活5克，十剂。

医生行令：便溏三宝

1. 不吃凉果冷饮；2. 多运动发汗；3. 忌紧张不安。

六十八、便秘

井谭村一老阿公大便干硬，恨不得用手抠出来，平时容易愤怒骂人。

我说，怒火把肠精油都烧干了。

四逆散重用白芍30克，加润通三药：火麻仁20克，炒莱菔子15克，决明子10克。

凡仁皆润，这些仁类药多油，能润通管道。

服药后老阿公大便排泄得像顺水推舟那么快。

方药如下：

柴胡5克，白芍30克，枳壳10克，炙甘草5克，火麻仁20克，炒莱菔子15克，决明子10克。

医生行令：通便三宝

1. 戒嗔怒；2. 少荤多素；3. 勤走路。

六十九、脱肛

可叔常年在外帮人做水泥工，旭日东升出，披星戴月归，经常累得肛门脱下来，要用手把肛门送上去，非常辛苦。

这是脾虚致九窍不利，用四君子汤加脱肛三药：黄芪60克，防风10克，升麻5克。

他吃这药以后，不但脱肛好了，人干活更有劲，不容易疲劳。

想要有爆发力，要辛温的桂枝汤。

想要有耐力，要服用甘甜的四君子汤，甘甜益力生肌肉，甘甜健脾倍力气。

方药如下：

党参10克，白术10克，茯苓10克，炙甘草5克，黄芪60

克，防风10克，升麻5克，五剂。

医生行令：脱肛三宝

1. 戒疲劳；2. 要早睡；3. 莫垂头丧气。

七十、肛门湿痒

快餐店老板老是肛门瘙痒，原来有肛周炎。

在我眼中，只是湿毒下注而已。

人体的肝经是下络阴器的，二阴间的湿毒都要治肝。

用四逆散加湿毒三药：艾叶10克，苦参5克，黄柏5克。

第一剂吃下去，肛门就不痒了。

他以为得到了神方，我说没有神方。

病从口入，不要乱吃辛辣荤肉，就不会再复发。

方药如下：

柴胡5克，白芍10克，枳壳10克，炙甘草5克，艾叶10克，苦参5克，黄柏5克，五剂。

医生行令：肛痒三宝

1. 少吃荤；2. 莫久坐；3. 不可黑心歹毒。

七十一、肝硬化腹水

上车村的养牛大叔，肝硬化腹水，医院检查，都摇头说"难治"。牛叔肚子大得比怀孕妇女还大，而且几乎没有一天不跟家人吵架。

我给他开四君子汤加水肿三药：黄芪60克，川芎10克，益母草20克。

配合艾灸关元、气海。

他一服药当天晚上排二十泡尿，有大半桶的量，连续服用一个多月，肚子的水去掉七八成。

村民都惊讶惊奇，必死之人遇上活神仙了。

我说，人只要不嗔恨就不会作死。

方药如下：

党参10克，白术10克，茯苓10克，炙甘草5克，黄芪60克，川芎10克，益母草20克，四十剂。

医生行令：利水三宝

1. 忌嗔恨；2. 忌凉饮；3. 饮食清淡。

七十二、痛经

小红痛经严重到辞掉工作，月经一来几天下不来床，这是不爱运动爱凉饮的代价。

用四君子汤使脾主大腹功能增强加痛经三药：生姜30克，大枣10枚，山楂20克。

月经来临前吃一次就没事了，就正常上班了。

病来好像山倒，用对药一切安好，如果痛得严重，要把生姜大枣的渣也吞下去，能暖丹田效果好。

方药如下：

党参10克，白术10克，茯苓10克，炙甘草5克，生姜30克，大枣10枚，山楂20克，三剂。

医生行令：痛经三宝

1. 远凉饮；2. 多运动；3. 少熬夜。

七十三、盆腔积液

阳江的小月盆腔积液，小肚子发凉。

道家讲：但教丹田暖洋洋，少灾少病到年老。

治积液要水来土掩，用四君子汤培土治水，再配合暖丹田三药：小茴香5克，肉桂5克，干姜5克。

无论肚腹里囊肿、积液，但见小肚子发凉，用此方莫不应手起效。

结果服十剂药，盆腔积液就消，小肚子摸上去居然不凉了。

方药如下：

党参10克，白术10克，茯苓10克，炙甘草5克，小茴香5克，肉桂5克，干姜5克，十剂。

医生行令：腹冷三宝

1. 忌口蜜腹剑；2. 忌冰水生果；3. 忌懒惰不动。

七十四、闭经

江姨去旅游，舟车劳顿，疲累得月经三个月都没来，且手脚乏力，做什么都没心情。

中医认为，月经像水库的水，要来有两个条件：

其一，肝肾藏的精血要够；

其二，肝胆疏泄要顺畅，不能抑郁。

于是我用四物汤补肝肾精血，四逆散疏泄肝胆气机。

江姨只服用了三剂药，月经就来了。

身体各种不舒服的症状都消失，真是"经水通调百病消"啊。

妇女百病常用四物汤养其真，用四逆散顺其性，随阴阳寒热病症加减。

方药如下：

当归10克，熟地10克，白芍10克，川芎5克，柴胡5克，枳壳10克，炙甘草5克，三剂。

医生行令：闭经三宝

1. 忌舟车劳顿；2. 忌郁怒纠结；3. 忌生活秩序打乱。

妇女月经乃周期产物，生活规律性一被打破就会受到影响。

七十五、白带量大

文具店的老板娘白带量多且清稀，人常疲倦没力。

堤坝不牢固，水湿就会渗出。

人脾土升降的力量不足，水湿白带就会漏下，培土则水湿退，健脾则带下收。

用四君子汤培土健脾，再加收带三药：白果20克，山药50克，芡实20克。

结果一剂药吃完带下就收住了，三剂药吃完不再白带异常。

方药如下：

党参10克，白术10克，茯苓10克，炙甘草5克，白果20克，山药50克，芡实20克，三剂。

医生行令：收带三宝

1. 少食生冷；2. 多运动；3. 忌言多耗气。

女子话多、气虚后，带下也会往下漏。

七十六、子宫肌瘤

一位中学老师，易烦怒，自觉肚腹胀，检查有黄豆粒大小肌瘤数个。这是淤血在少腹不能温通。

万物加温了就通畅，受凉了就冻僵。

用四物汤活血加暖丹田三药温阳，使血流暖洋洋。

吃了半个月，月经一来，排出大量恶血，肌瘤居然没了。

方药如下：

当归10克，熟地10克，白芍10克，川芎5克，小茴香5克，肉桂5克，干姜5克，十五剂。

医生行令：子宫肌瘤三宝

1. 忌怀恨在心；2. 忌口蜜腹剑；3. 忌心灰意冷。

七十七、卵巢囊肿

小珊经期小腹痛，而且固定不移，痛不止息。

一检查，卵巢囊肿，所谓囊肿不过是淤血跟水饮打成一个包，纠结在一起。

用活血化瘀第一方——四物汤，配合利水三药：茯苓30克，泽泻20克，王不留行10克。

连服十剂，月经来临，排出大量败浊之物，居然囊肿消除，疼痛不再。

所以不管血不利则为水，还是水不利则为血，将活血与利水方药并用，囊肿积液就留不住了。

方药如下：

当归10克，熟地10克，白芍10克，川芎5克，茯苓30克，泽泻20克，王不留行10克，十剂。

医生行令：卵巢囊肿三宝

1. 多运动发汗；2. 多晒太阳保暖；3. 多休息养够精神。

七十八、睾丸痛

一男子气量小，久生闷气，睾丸痛得难以忍受。

这是气郁则痛，太好治了。

用疏肝理气的四逆散加睾丸三药：小茴香5克，橘核5克，川楝子5克。

三剂药没吃完，睾丸痛就好了。

为什么要用川楝子？

一则它是行气要药；

二则它是种子质重，能下达人体阴器睾丸；

三则它在苦寒行气之余，还能清除郁火。

俗话说的"气得阴毛着火"就找它治。

方药如下：

柴胡5克，白芍10克，枳壳10克，炙甘草5克，小茴香5克，橘核5克，川楝子5克，三剂。

医生行令：睾丸痛三宝

1.忌小气；2.忌久坐湿地；3.忌冷言冷语。

七十九、痔疮

养猪的大叔痔疮发作，大便出血。

我说，肯定是最近发火又吃辛辣。

他点头。

我叫他饮食上少荤多素，遇事别怒。

用四逆散配合痔疮三药：大黄10克，升麻5克，地榆10克。一剂药后大便就不出血，三剂药后痔疮就萎缩不嚣张了。

俗话讲"十人九痔"，你不发火、不吃辣，痔疮它就嚣张不起来。

痔疮乃阴部的疮，那些发阴火的人最容易得。

所以用大黄败疮火，疮痈原是火毒盛。

方药如下：

柴胡5克，枳壳10克，白芍10克，炙甘草5克，大黄10克，升麻5克，地榆10克，三剂。

医生行令：痔疮三宝

1. 忌怒火嗔恨；2. 忌食辛辣烧烤；3. 忌熬夜久坐。

八十、前列腺炎

老根叔尿频急、尿没力，检查是前列腺炎。

急性的要清火消炎，慢性的要补气健脾。

用四君子汤加前列腺三药：薏苡仁30克，冬瓜子20克，败酱草10克。

五剂药吃完尿频急大大减轻。

方药如下：

党参10克，白术10克，茯苓10克，甘草5克，薏苡仁30

克，冬瓜子20克，败酱草10克，五剂。

医生行令：前列腺三宝

1. 忌多话耗气；2. 忌房劳伤精；3. 忌见色而起淫心。

八十一、急性腰痛

狂风暴雨第二天，申叔腰就痛到没办法煮饭，急托人来讨方。

《黄帝内经》说："风雨寒热，不得虚，邪不能独伤人。"

用四君子汤加腰三药，扶正固本，培土补肾。

下午抓药，服完以后就好了。

可见，老年人肾虚脾弱，天气变化关节都会不舒服。如果懂得这组汤方就不会害怕天气变化了。

方药如下：

党参10克，白术10克，茯苓10克，甘草5克，黄芪20克，杜仲10克，枸杞子15克。

医生行令：护腰三宝

1. 慎风寒；2. 惜精神；3. 节饮食。

八十二、气伤腰痛

砌墙工钟叔说他蹲太久会腰痛。

我说，别骗人了，肯定是你嫌工资少，边砌墙边抱怨。

他听了笑笑，真是这样。

用四逆散解怨气，加腰三药壮筋骨。

三剂药没吃完，腰痛就好了。

方药如下：

柴胡5克，枳壳10克，白芍10克，炙甘草5克，黄芪20克，杜仲10克，枸杞子15克，三剂。

医生行令：护腰三宝

1. 不抱怨；2. 不委屈；3. 不叫苦。

八十三、经期腰酸

珠海的中姐，月经来临前后都腰酸，买菜都没力气走去。

这是血虚精弱，用补血四物汤加补精腰三药，专治精血两虚、腰酸腿软，每月只服三剂药，经期腰酸之症全消。

方药如下：

当归10克，熟地10克，白芍10克，川芎5克，黄芪20克，杜仲10克，枸杞子15克，三剂。

医生行令：腰酸三宝

1. 不疲劳；2. 不计较；3. 不气恼。

八十四、膝痛

东北的古爷膝盖痛得医院说要动手术，他女儿问有没有保守疗法。

膝乃筋之府，唯血能养膝盖。

可试下四物汤加膝三药：川牛膝10克，牛大力10克，威灵仙5克。

结果服十一剂药，膝盖酸痛不利之症俱消。

她高兴地说，中药原来可以代替手术刀。

方药如下：

当归10克，熟地10克，白芍10克，川芎5克，川牛膝10克，牛大力10克，威灵仙5克，十一剂。

医生行令：护膝三宝

1. 不激动；2. 不较劲；3. 不疲劳。

八十五、抽筋

二村的祥婶抽筋十年，吃遍国内外所有品牌的钙片，均是短期有疗效，随后又发作。

我说，慢病久病需治脾，脾主四肢，甘能缓急。

用四君子汤加抽筋三药：淫羊藿30克，小伸筋草15克，牛膝10克。

服完十一剂，抽筋之症一年多都没再发过。

可见，药若对症一碗汤，药不对症满船装。

方药如下：

党参10克，白术10克，茯苓10克，炙甘草5克，淫羊藿30克，小伸筋草15克，牛膝10克，十一剂。

医生行令：<u>抽筋三宝</u>

1. 戒生冷；2. 莫着急；3. 不劳心。

八十六、下肢静脉曲张

霞姐在超市当营业员，终日站立，吹冷空调。

小腿青筋暴露显现，这是伤寒静脉曲张，必须加强血脉流动，将风寒湿发散出去，用桂枝汤配合静脉曲张三药：独活10克，牛膝15克，续断15克。

独活祛腿脚寒湿，牛膝引药达腿，续断能让屈曲欲断之脉络复续。

服完七剂药，青筋暴露就沉下去了。静脉曲张早下手就好治，年老再医时间就长。

方药如下：

桂枝10克，白芍10克，甘草5克，独活10克，牛膝15克，续断15克，生姜3片，大枣7枚，七剂。

医生行令：<u>静脉曲张三宝</u>

1. 少吹空调；2. 少吃凉果；3. 少透支精神。

八十七、皮肤干痒

昌公足部皮肤枯燥，半夜常痒醒。

他叹气说，人老像枯树，皮肤没油了。

我说，别沮丧，皮肤得血则润，用补血四物汤加痛痒三药：丹参30克，菖蒲10克，威灵仙10克。

服完十剂药，果然晚上不再痒醒，皮肤也没那么干燥了。

方药如下：

当归10克，熟地10克，白芍10克，川芎5克，丹参30克，菖蒲10克，威灵仙10克，十剂。

医生行令：干痒三宝

1. 莫焦虑；2. 多喝米汤；3. 海鲜、奶、蛋等发物少尝。

八十八、足跟痛

蓝叔说他足跟痛，虽然很想去锻炼，可两条腿常不听使唤。

我说，简单，足跟部最接地底，乃脾肾所主，用四君子汤补脾接地气，配合足跟三药：牛膝20克，补骨脂15克，地骨皮10克。

三剂药吃完，足跟痛就消掉了。

足跟痛其实是小病，不红不肿，如果懂得此组合，几乎随手可治，不用被小疾牵着鼻子走。

方药如下：

党参10克，白术10克，茯苓10克，甘草5克，牛膝20克，补骨脂15克，地骨皮10克，三剂。

医生行令：<u>足跟三宝</u>

1. 忌汗出入水；2. 忌房劳伤肾；3. 忌熬夜久坐。

八十九、半身不遂

陈叔中风后不能下床，腿没力，康复要靠好药，更要靠锻炼。

用四君子汤配合偏枯三宝：黄芪80克，牛大力30克，巴戟天15克。

黄芪，在南方又可用五指毛桃根代替，这三样药都是南方十大宝药之一，是最能强筋骨、除痛麻、补肝肾、长肌肉的。

吃了三个多月，奇迹出现了，不用拐杖都可以走路了。

方药如下：

党参10克，白术10克，茯苓10克，甘草5克，黄芪80克，牛大力30克，巴戟天15克。

医生行令：<u>偏枯三宝</u>

1. 补气血；2. 多锻炼；3. 不发愁。

九十、重症肌无力

我一个同学的妈妈，重症肌无力，眼皮耷拉下来，身本消瘦。不到半年间掉了30多斤肉，变得皮包骨了。

我说，这是中医学院邓铁涛老教授最会治的。

于是，叫她用桂枝汤、四君子汤加强肌健力三药：五指毛桃50克，牛大力20克，千斤拔20克。

连续吃了三个多月药，体重居然涨回来，耷拉的眼皮重新能睁开；原来提菜都提不了现在能去菜市场购物。

方药如下：

党参10克，白术10克，茯苓10克，甘草5克，桂枝10克，白芍10克，五指毛桃50克，牛大力20克，千斤拔20克，生姜3片，大枣5枚。

医生行令：重症肌无力三宝

1. 脾气好；2. 心态好；3. 运动好。

九十一、蛋白尿

棉湖的黄叔，肾炎脚肿，拄拐杖来，腿是拖着走的，尿蛋白+++。

我说，脾虚，水泛则高原头晕，水停则中脘浮肿，水乱则胱肠不通。

马上用四君子汤加水肿三药：黄芪80克，川芎10克，益母草20克。

他连吃十五剂，肿消掉，蛋白尿变好，不用拄拐杖，高兴地携重礼来感恩致谢。

方药如下：

党参10克，白术10克，茯苓10克，甘草5克，黄芪80克，川芎10克，益母草20克，十五剂。

医生行令：水肿蛋白尿三宝

1. 惜精神；2. 戒思虑；3. 勤运动。

九十二、脂肪瘤

南叔肚腹有几个脂肪瘤，凡脂肪、肌肉组织出问题，要健脾胃，脾胃乃肌肉主管领导，脾胃运化不了，肌肉就留在那里。

用四君子汤健脾加开胃三药：木香20克，山楂50克，炒麦芽30克，增强胃的吞噬消磨能力。

服用半个多月，加上天天赤脚走七公里，甲片大小的瘤纷纷消掉。

方药如下：

党参10克，白术10克，茯苓10克，甘草5克，木香20克，山楂50克，炒麦芽30克，十五剂。

医生行令：脂肪瘤三宝

1. 忌肥甘厚腻；2. 忌饱食吃撑；3. 忌懒坐。

九十三、肾结石

关大叔肾里有小结石，绿豆大小。

问我有什么排石方？

我说，石头这病理产物留在体内，是肝疏泄不利，用四君子汤加化石三药：金钱草30克，海金沙20克，鸡内金10克。

服了十剂药后，石头没了。

方药如下：

党参10克，白术10克，茯苓10克，甘草5克，金钱草30克，海金沙20克，鸡内金10克，十剂。

医生行令：结石三宝

1.晨起多喝水；2.平时多运动；3.戒疲劳熬夜。

九十四、黄疸

普宁的一位老太太，眼黄，身黄，小便黄。

胆汁外溢肌肤则为黄疸。

由于是突发的，急则治其标，突然来的大都是肝胆郁热；久病多为脾肾阳虚。用四逆散解郁火，用黄疸三药退黄热：茵陈30克，栀子10克，大黄5克。

我快忘了这件事了，后来他儿子托人过来说，妈妈的黄疸，吃药就退了，很管用，到现在也没再发作。

方药如下：

柴胡5克，枳壳10克，白芍10克，甘草5克，茵陈30克，栀子10克，大黄5克。

医生行令：黄疸三宝

1. 忌暴饮暴食；2. 忌暴怒；3. 忌患得患失。

九十五、四肢发抖

一位电焊工莫名其妙手脚发抖。

我说，人冷、紧张、饥饿，或年老体衰，气血不够，都会发抖。

总而言之，疲劳透支，体虚了。

用四君子汤和四物汤，服完五剂药，手脚颤抖就好了。

方药如下：

党参10克，白术10克，茯苓10克，甘草5克，当归10克，白芍10克，熟地10克，川芎5克，五剂。

医生行令：手脚颤抖三宝

1. 忌忘躯殉物（即唯利是图）；2. 忌熬夜无度；3. 忌邪淫伤精。

传统中医认为"一滴精十滴血"，伤精后身体很难恢复，精保得好的话就不会有后遗症。

九十六、尿道炎

海豹叔厮尿黄赤，感到刺痛难耐，中医叫淋浊。

他脾气暴躁，这是肝胆火烧灼尿道致尿道炎，非常好治。

就用四逆散加湿热三药：苍术10克，黄柏10克，薏苡仁50克，三剂药没吃完就好了。

方药如下：

柴胡5克，枳壳10克，白芍10克，炙甘草5克，苍术10克，黄柏10克，薏仁50克，三剂。

医生行令：尿道炎三宝

1. 忌暴怒；2. 忌缺水；3. 忌劳累。

九十七、遗尿

何叔公的小孙子老是尿床，认为是孩子发育不良。

我说，都六岁了，早应能自控，不能自控是气虚。

气主固摄，用四君子汤加遗尿三药：黄芪30克，金樱子20克，牛大力15克。

当天喝一剂药后就不尿床了，喝完十剂药不再复发。

我用此经验治尿床孩子，十愈八九，甚为得意！

方药如下：

党参10克，白术10克，茯苓10克，甘草5克，黄芪30克，金樱子20克，牛大力15克，十剂。

医生行令：尿床三宝

1. 忌凉饮；2. 忌惊吓；3. 忌零食。

九十八、自汗

钟哥的孩子一天要换衣服七八套，汗出收都收不住。

这是小孩气虚自汗，是肌肉松弛，不够固密，用四君子汤配合屏风散（即止汗三药）：黄芪30克，防风5克，炒白术10克。

五剂药吃完，就不用老换衣服。

方药如下：

党参10克，茯苓10克，甘草5克，黄芪30克，防风5克，炒白术10克，五剂。

医生行令：止汗三宝

1. 不吃撑；2. 不着急；3. 不熬夜。

九十九、荨麻疹

雅姐做手工常一整天不怎么晒太阳，细皮嫩肉，吹阵风都痒得难耐，一搔一条血痕。

这是最好治的风团。

用桂枝汤调和营卫，用四物汤活血，风自止。

五剂药吃完就不再畏风、瘙痒、出血痕了。

方药如下：

桂枝10克，白芍10克，甘草5克，当归10克，熟地10克，川芎5克，生姜3片，大枣7枚，五剂。

医生行令：荨麻疹三宝

1. 多晒太阳；2. 多运动；3. 多饮水。

过敏性疾病，不管哮喘、鼻炎、荨麻疹，我都叫她早起时温开水要喝够，都能不同程度地减轻症状或根除疾病。一般人不知道，这疾病跟人体缺水关系大。

一百、手掌脱皮

油漆店的大狗哥手掌莫名其妙瘙痒，自己用尽一切生肌止痒药水，都没办法根治。

我一看他睡的地方都放油漆，便流露出自信的微笑，因为"案情"已水落石出。

就是空气中的漆毒入血，心脏把毒素泵到指末皮表去了，赶紧换地方睡觉。

用调和营卫的桂枝汤，加健脾长肌肉的四君子汤，十余剂药，皮损修复瘙痒好，大狗哥称我为福尔摩斯式的中医师。

方药如下：

桂枝10克，白芍10克，党参10克，白术10克，茯苓10

克，甘草5克，生姜3片，大枣5枚，十剂。

医生行令：护掌三宝

1.远离污染源；2.饮食要清淡；3.作风要正气。

后 记

病是什么?

病从哪里来?

病要到哪里去?

这是中医人一辈子都要去认识、思考、体证的。

对于一个真正的生命探索者来说,把中医融入到自己的生命中,是最本分、最直接的工作。

你的起心动念、你的言行举止,都要符合生命的规律和中医的法则。

你就是中医的化身,你的人生就是为中医而活的!

这本书不是让你变得知识渊博,而是教你时刻体证生命的真谛,成就中医人生,带众生走出病苦的深渊。

或许,你现在还在为怎么学好中医解决患者的病苦而烦忧,但是在将来的某一天,你真正进入到生命探索体证者的行列时,你会发现中医就在你身边,就在你人生当中,没有一刻远离过你!

如何把中医融入到自己的生命中,活出中医的人生,才是我们一辈子要修行的目标所在!